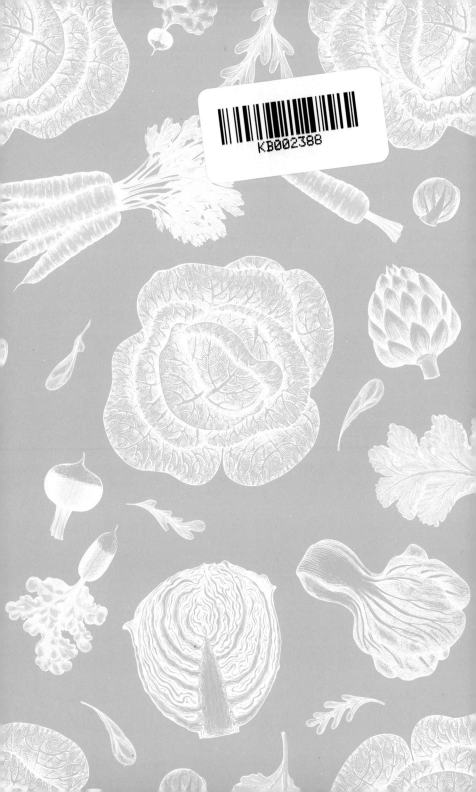

KB002388

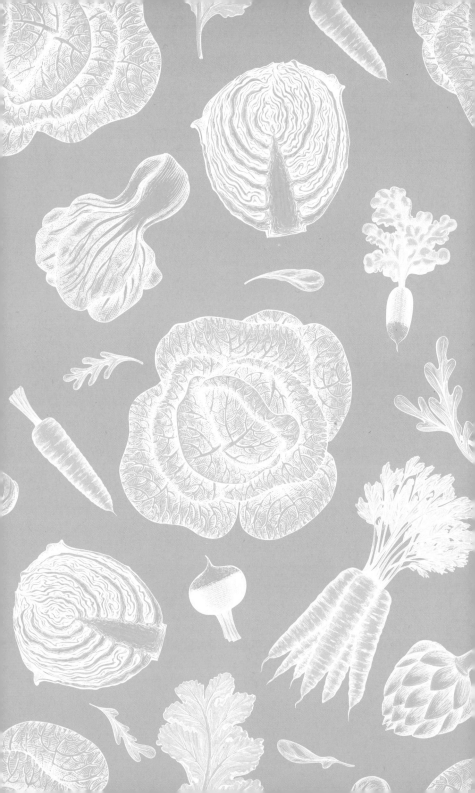

1일 1채소

매일 채식으로 100세까지 건강하게

1일 1채소

———— 이와사키 마사히로 지음 | 홍성민 옮김 ————

레몬한스푼

목차

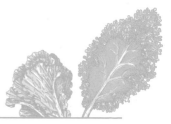

1장 왜 채소에 투자해야 할까?

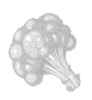

2장 채소 투자, 어떻게 시작할까?

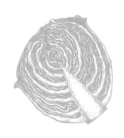

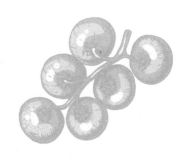

3장 안 먹으면 손해, 채소에만 있는 슈퍼 영양소

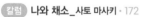
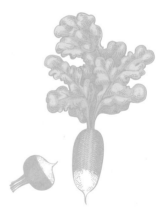

4장 채소 투자의 수익을 극대화하고 싶다면?

5장 건강은 전염된다

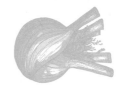

1장

왜 채소에
투자해야 할까?

갈수록 심각해지는
채소 섭취 부족 현상

지금 우리 사회는 집단 따돌림, 자살, 저출산, 고령화, 감염병 범람, 경제성장 정체 같은 다양한 현상들로 골치를 앓고 있습니다. 신문과 뉴스를 통해 빈번히 접하는 이런 현상들의 이면에는 꾸준히 미래를 좀먹는 심각한 문제가 자리잡고 있습니다. 바로 '채소 섭취 부족'입니다.

안타깝게도 채소 섭취 부족이라는 말을 듣고도 그 심각성을 깨닫는 사람은 매우 드뭅니다. 채소 섭취의 중요성은 누구나 알지만, 그 가치의 크기를 모르기 때문입니다. 그것이 제가 이 책을 쓰게 된 이유입니다.

몸에 이상을 느끼지만 원인은 알 수 없는 경우가 있습니다. 병원에 갈 정도는 아니고 가서 진료를 받더라도 딱히 질병이라 할 정도의 이상은 없습니다. 그런 상태로 생활을 계속합니다.

이런 컨디션 이상은 채소를 섭취하는 것으로 해결할 수 있습니다. 반면 채소를 먹지 않기 때문에 원인을 알 수 없는 신체 이상이 나타나고 심지어 신체기능 손실로 이어져 더 심각한 질병을 초래하는 것입니다.

채소 섭취 부족으로 인한 신체기능 손실은 정신 불안정, 면역력 및 체력 저하, 설사 또는 변비, 피로감, 불쾌한 체취, 비만, 피부 트러블, 혈관질환 증가, 생활습관병(성인병) 및 암의 위험 증가 등 대충 열거해도 이 정도입니다.

그 외에도 많은 증상이 있는데, 이런 증상이 지속되면 만성적인 컨디션 불량과 집중력 저하로 일의 효율이 떨어지고 수면 부족, 불안증 같은 심리적인 건강에도 나쁜 영향을 미칩니다.

"과장이 심하네요."

"과장이 아닙니다. 사실입니다!"

몸 상태가 악화해서 병원에 가면 병명이 붙기 때문에 '○○라는 병에 걸렸다'고 알게 되지만, 병이 진행된 과정을 더듬어가다 보면 대개는 잘못된 식습관과 운동 부족이 관련되어 있습니다. 실제로 병원에서는 의사가 식사와 운동에 대해 질문할 때가 많습니다. 특히 식습관의 경우 의사들은 틀림없이 채소 섭취 부족을 지적합니다.

채소 섭취 부족 문제에는 크게 3가지 요소가 있습니다.

①양 부족 시간에 쫓기거나 다이어트로 하루에 한두 끼만 섭취. 채소가 빠지고 대부분 고기로만 이루어진 식사로, 채소 하루 권장량 350g을 채우지 못함.

②질 부족 채소를 구입할 때 가격이 저렴한 수입산을 선택. 점심은 편의점식, 저녁은 외식 등 낮은 질에 보존료 등 여러 화학물질이 포함된 채소를 섭취함.

③색 부족 채소 요리의 다양성이 부족하고 항상 같은 색의 채소만 선택하는 탓에 영양소를 골고루 섭취하지 못함.

많은 사람이 '양 부족'에 주목하는 경향이 있습니다. 물론 양도 부족하지만 채소 섭취로 영양소를 얻기 위해서는 다른 두 가지 '질'과 '색'이 무엇보다 중요합니다.

단순히 많이 먹으면 된다는 생각에 좋아하지도 않는 채소를 우걱우걱 씹어 넘겨봤자 맛도 없고 계속 먹기도 어렵습니다. 그런 이유로 채소 섭취 습관을 들일 때는 '질'과 '색'도 염두에 두어야 합니다.

"채소를 먹기에는 이런저런 문제가 있어서….."

"네, 잘 압니다!"

채소를 먹으라고 권했을 때 순순히 따라주면 채소 섭

취 부족이 이렇게까지 심각한 문제가 되지는 않았을 것입니다.

채소를 먹지 않는 사람에게는 먹지 않는 이유가 있습니다. 대개는 마음, 즉 정신적인 이유입니다. 이번 1장에서는 정신적인 측면에서 채소를 먹지 않는 이유를 찾아 그 문제를 해소해보려 합니다.

채소 섭취 습관을 들이기 위해 꼭 필요한 것은 '즐겁게, 맛있게, 꾸준히'입니다. 그것을 위해 마음에 자리 잡고 있는 '채소 따위'라는 생각부터 바꿔보세요.

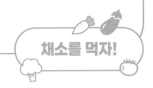

채소를 먹자!

Q 채소에 투자하라니 무슨 말인가요?
투자라면 이미 하고 있는데요?

A 채소에도 분산 투자하라는 말이에요!

"채소 분산 투자가 구체적으로 무슨 말이죠?"

"네, 무슨 말인가 싶을 겁니다."

투자의 신으로 불리는 미국의 사업가 워런 버핏은 "당신이 차를 한 대 갖고 있고 평생 그 차만 몰아야 한다면 자주 엔진오일도 갈아주고 조심히 몰며 아주 소중히 다룰 것이다. 이와 같이 우리 몸과 머리는 하나뿐이고 평생 가지고 살아야 하니 몸을 잘 돌보고 두뇌도 갈고 닦으며 자신을 끊임없이 발전시켜야 한다"고 말했습니다.

투자는 성공하면 크고 작은 여러 가지 부를 얻을 수 있습니다. 그러나 부를 얻어도 건강하지 않으면 당연한 말이지만 아무 소용이 없습니다. 버핏의 말처럼 자신의 토대가 되는 몸은 평생 바꿀 수 없습니다.

이제 채소에 투자하라는 의미를 이해할 수 있을 겁니다. 채소에 투자하는 것은 몸에 대한 투자, 즉 '자본에 대한 투자'입니다.

투자를 하는 사람은 분산 투자를 중시합니다. 분산 투자를 위해 투자처에 '채소'를 추가하세요. 채소에 투자해 몸이라는 자본을 키우세요. 또 평소 별생각 없이 여기저기에 지출하며 낭비하는 대신 채소에 투자하기로 결심하세요. 채소 투자를 지속하면 신체 기능이 훨씬 향상되고 정신도 성숙해집니다. 건강하고 맑은 몸과 마음으로 투자를 한다면 더 폭넓은 시야로 정확하고 빠른 결단을 내릴 수 있습니다. 나아가 바람직한 돈의 사용법도 더 많이 알게 될 것입니다.

'몸이 자산'이라는 말이 있습니다. 이것은 세상의 몇 안 되는 진리 중 하나입니다.

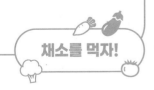

채소를 먹자!

채소 섭취가 중요한 건 이미 알아요! 근데 왜 먹어야 하죠?

그 비밀을 밝혀드리죠.

　많은 사람이 채소 섭취의 중요성을 알고 있습니다. 하지만 먹지 않습니다. 중요한데 먹지 않는 것. 이것이야말로 채소에 얽힌 미스터리입니다. 이 미스터리를 밝혀야 채소를 먹을 기분이 들겠지요?

　지금부터 왜 사람들은 채소를 잘 먹지 않는가에 대해 이야기하려고 합니다.

　한번 생각해봅시다. 과연 채소를 먹을 기회가 드문 사람에게 채소는 접하기 어려운 것일까요? 누구나 편의점에 가고 식당에도 갑니다. 퇴근길에 가볍게 한잔하러 술집에 들르는 일은 없을까요? 아마 '아니요'라고 대답하는 사람은 거의 없을 것입니다.

　그럼 편의점이나 식당에 채소는? 당연히 있습니다. 어떤 사람이든 그의 생활권 안에 채소는 존재합니다.

이것이 이 미스터리를 밝힐 포인트입니다. 채소를 먹지 않는 사람의 눈에는 당연히 보여야 할 채소가 보이지 않습니다.

이제 세상을 바라보는 시선을 바꿔봅시다. 의식적으로 '채소'라는 키워드로 세상을 다시 바라보세요.

우리 주변에는 실로 많은 채소가 있다는 사실에 새삼 놀라게 될 것입니다! 채소에 둘러싸여 있다고 할 정도로 채소가 많지 않은가요?

이 사실을 알면 답은 간단합니다. 나머지는 소리 내어 말하면 됩니다.

"뭘 말하라는 거죠?"

"채소 겉절이 하나!"

이것만으로도 채소 섭취 부족이 조금은 해소됩니다.

다음은 어째서 채소가 보이지 않는 세상에서 살게 되었는지 알아봅시다.

기억을 더듬어보세요. 10년, 20년 전으로 거슬러 올라가는 겁니다. 지금 당신은 정겨웠던 학교의 교실에 있습니다. 정답게 지낸 친구들, 설레는 마음으로 힐끗 바라보던 그 아이도 있습니다.

그리운 추억입니다. 그런데 같은 반 친구들의 얼굴 전체를 떠올릴 수 있나요? 고등학교라면 모를까, 중학교, 초등학교 때로 거슬러 올라가면 얼굴이 떠오르지 않는 친구도 있습니다. 그 친구들이 바로 지금 당신에게는 채소입니다.

그 친구의 얼굴이 분명하게 떠오르지 않는다면 그것은 그때 당신이 그 친구에게 주목하지 않았기 때문입니다. 사람의 뇌는 흥미가 없으면 주목하지 않고, 주목하지 않으면 기억하지 못합니다.

우리가 무엇인가에 주목하도록 하는 것은 마음. 즉 정신입니다. 눈으로 보고, 귀로 듣고, 코로 냄새 맡은 정보는 뇌에서 처리합니다. 이때 뇌는 불필요하다고 생각되는 정보는 즉각 지워버립니다.

채소를 안 먹는 사람은 매일 눈에 비치는 채소들을 마음에 새기지 않았을 것이다. 그래서 기억에도 머물지 않았고 정보로서 '채소 섭취는 중요하다'는 것을 알면서도 '채소를 먹는다'는 생각은 하지 못한 것입니다. 결국 채소는 불필요한 것으로 판단해 삭제한 것입니다. 이것이 바로 우리가 채소와의 만남을 갖지 못하게 되는 이유입니다.

학창시절의 기억 중에 얼굴이 떠오르지 않는 친구도 그때 말을 걸었다면 친한 사이가 되었을지 모릅니다. 그리고 잊을 수 없는 추억을 만들었을지도 모릅니다.

채소도 마찬가지입니다. 한번 마음에 새겨봅시다. '저기

채소가 있다!'고 말이에요.

　이 책의 채소 정보는 당신의 뇌에 새겨질 것입니다. 그럼 눈에 비치는 채소에 주목하도록 당신을 이끌어줄 것입니다. 그때 이렇게 행동하면 됩니다.

　"어떻게 행동해요?"

　"애호박 하나를 사러 가는 것이죠!"

　그래서 실제로 채소를 먹으면 마음에 '채소를 먹는다'는 행위가 새겨집니다. 장담컨대 거기까지 가면 이 미스터리의 비밀은 풀리고 몸과 마음 모두 건강해질 것입니다.

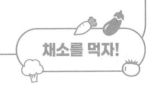

채소를 먹자!

채소가 몸에 좋은 건 알지만
채소는 딱 질색이에요.

당신 같은 사람에게 이 책이 필요합니다.

채소는 질색이라는 사람이 참 많습니다. 그런데 싫다면서도 채소 섭취의 중요성을 알기에 당신은 지금 이 책을 읽는 것 아닌가요?

그렇습니다, 당신은 지금 싸우고 있습니다! 채소가 질색인 자신과 먹는 것이 좋다는 것을 아는 자신이 마음속에서 서로 싸우고 있다는 얘기지요. 그런 당신을 응원하는 마음을 담아 채소를 먹는 것이 좋다는 쪽에 힘을 실어주려 합니다.

무엇보다 먼저 말하고 싶은 것은 현재 채소를 좋아하는 사람도 처음부터 좋아한 것은 아니라는 사실입니다. 어떤 계기로 채소 맛에 눈을 떴고 그 후 꾸준히 채소를 섭취했을 것입니다.

과연 그 계기가 무엇일까요? 십인십색, 천차만별, 사람의 수만큼 다른 이유가 있을 것입니다.

　필요한 것은 '계기'입니다. 사소하더라도 계기만 있으면, 적어도 이 책을 읽는 사람이라면 단번에 채소를 좋아하게 될 것입니다.

　"나 같은 사람도 채소를 좋아할 수 있다는 말인가요?"

　"네, 확실히 채소가 좋아질 수 있습니다!"

　나비 한 마리의 날갯짓이 일으킨 작은 바람이 멀리 떨어진 곳까지 전해져 태풍으로 변한다는 나비효과처럼 아주 사소한 계기가 큰 차이를 만들어내는 일은 매우 흔합니다.

　자신의 인생을 돌아봤을 때 어떤 작은 계기가 큰 변화로 이어진 경험이 있을 것입니다.

　이 책에서 전해주고 싶은 것이 그 '계기'입니다. 여기서는 정신과 영양, 올바른 채소 선택법 등 다양한 관점에서 채소의 매력을 소개할 것입니다. 이 가운데 하나라도 마음이 끌리는 것이 있다면 일단 채소를 먹어보세요. 지금껏 몰랐던 채소의 맛을 느낄 수 있을 것입니다.

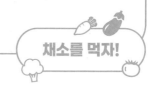

Q 채소를 먹지 않아도 건강한데요?

A 채소의 유익은 단순히 몸의 건강만이 아닙니다.

'건강하면 아무 문제 없다!'라고 말하고 싶겠지만, 사람들이 채소를 먹으라는 말에 귀를 기울이는 이유는 무엇일까요?

여러 가지 이유가 있겠지요. '지금은 건강하지만 장래를 생각해서' '채소를 먹으라는 정보를 많이 봐서' '최근에는 채소를 거의 안 먹어서' '어제도 라면으로 때워서.'

이유야 어떻든 역시 뭔가 마음에 걸리는 것이 있으니까 채소 섭취에 관심을 가졌을 것입니다. 어쩌면 인간은 자신이 생각하는 것 이상으로 '건강 마니아'일지 모릅니다.

그럼 건강한 몸과 마음을 획득하는 최선책은 무얼까요?

이미 알 테지만, 채소를 먹는 것입니다.

평소 건강을 위해서 먹는 음식이나 행동방식을 바꿨다

고 큰 변화를 기대하기는 어렵습니다. 대신 그동안 채소를 먹지 않았다면 채소를 먹어보세요. 그건 지금껏 하지 않았던 것이므로 당연히 효과를 얻기가 더 쉽습니다.

그리고 채소가 가져다주는 유익은 단순히 몸의 건강만이 아닙니다. 채소의 영양소는 몸의 기능, 장(腸)과 각 장기의 작용을 활발하게 할 뿐 아니라 마음 건강에도 도움을 줍니다.

실제로 다음과 같은 것들을 체감할 수 있습니다.

짜증과 스트레스가 줄어든다 → 작은 일에도 쉽게 행복을 느낀다 → 매일의 생활이 충실해진다 → 내일이 희망적이라고 느낀다 → 행동력이 좋아지고 그 질이 높아진다 → 일의 결과가 놀랄 만큼 개선된다 → 가족과 주변 사람을 행복하게 해준다

정말 최고의 이익이 아닌가요? 16쪽에서 채소 투자에 대해 설명했는데, 이런 사람에게 돈이 모이지 않을까요? 채소 투자는 부(富)를 부르는 성격도 만듭니다. 즉, 채소 섭취는 건강, 장래, 부 모든 것에서 좋은 결과를 가져다줍니다.

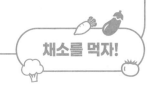

채소를 먹자!

Q 채소의 조리 과정이 귀찮아요.

A 컵라면에 숙주를 넣는 것으로 시작해보세요.

당연히 귀찮게 느낄 수 있습니다. 무얼 먹어야 좋을지도 모르는 데다 조리할 시간도 필요하니까요.

귀찮기로 말하면 인생은 그 자체가 귀찮은 것투성이지요. 일도, 공부도, 아침에 일어나는 것도 귀찮지 않나요?

생각해보세요. 우리는 그 귀찮음을 극복하고 매일 아침 일어나 일하고 공부하는 등 각자의 생활에 집중합니다.

어떻게 귀찮음을 극복하고 그런 행동을 할 수 있을까요? 그것은 '습관'이기 때문입니다. 해본 적 없는 것은 뭐든 귀찮게 느껴지는 법입니다.

하지만 막상 행동하면 머리가 행동을 기억합니다. 한 번 행동한 기억은 다음에는 조금 덜 귀찮게 실행할 수 있습니다.

무엇보다 채소를 먹는 것은 누구에게도 피해를 주지 않고 혼자서도 여유 있게 할 수 있는 행동입니다. 게다가 정말 처음이라면 컵라면에 숙주를 넣어 먹는 것처럼 간단한 단계부터 시작해도 됩니다.

"그래도 돼요?"

"물론이죠!"

처음부터 제대로 하려면 쉽게 지칩니다. 우선은 할 수 있는 것부터 시작해 차츰 본격적으로 단계를 높여보세요. 이것은 뭔가를 습득할 때 통용되는 숙달에 이르는 진리입니다.

채소를 먹는 것은 인생의 대부분을 차지하는 귀찮음 가운데 극복하기 쉬운 부류에 속합니다.

그리고 또 하나, 귀찮게 여기는 것을 행동으로 옮겼을 때 자신감의 씨앗이 생깁니다. 그렇게 채소를 꾸준히 섭취해 자신감이 싹트면 다른 귀찮은 일들에도 도전하는 마음가짐이 생기고 즐거움을 발견할 수 있습니다.

채소를 먹으면 건강해질 수 있습니다. 또 채소 섭취는 인생을 긍정적으로 사는 기회를 제공합니다.

그러니 채소를 먹지 않을 이유가 없습니다.

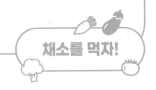

채소를 먹자!

요즘 채솟값이 비싸지 않나요?

대안으로 제철 채소를 적극 활용하세요.

뉴스를 통해 '채솟값이 폭등했다'는 소식을 들었을 겁니다. 정말 채솟값이 많이 올랐지요?

그렇지만 자신의 미래를 생각할 때 채소를 섭취하지 않는 선택지는 없습니다. '비싸니까 안 사먹는다'는 선택지는 인생에서 제외해야 합니다.

"하지만 비싸잖아요!"

"그렇다면 제철 채소를 사세요!"

채소는 생물입니다. 생물에는 모름지기 한때가 있습니다. 사람에게 '당신의 한때는 언제였나요?' 하고 묻는 것은 실례일 수 있지만, 채소의 한때, 즉 제철은 당당히 알아봐도 됩니다.

제철 채소에는 어떤 이점이 있을까요?

무엇보다 가격이 저렴합니다! 가령 토마토의 경우 일본 농림수산성 자료를 보면 어느 해 10월 첫째 주 토마토 가격이 1kg에 8,300원인데 제철인 8월에는 1kg에 5,270원까지 떨어집니다.

이것이 제철 채소의 장점입니다. 거기에 제철 채소만이 갖는 장점이 하나 더 있습니다. 바로 맛입니다.

특히 영양 차이가 확연하게 드러나는 시금치는 겨울과 여름의 비타민 C 함유량이 3배나 차이가 납니다. 시금치는 겨울에 가장 달고 맛있습니다. 영양 만점인 시기에 먹는 채소의 맛은 압도적입니다. 한마디로 제철 채소는 저렴하고 맛있습니다.

채솟값이 비싸다고 생각되면 '제철'이라는 요소를 염두에 두세요. 다시 말하지만, 채소를 먹지 않는 선택지는 인생에서 존재하지 않습니다. 채솟값이 신경 쓰이면 제철 채소를 사면 됩니다. 제철 채소를 사면 맛있게 먹을 수 있습니다. 이런 선순환으로 채소를 먹는다면 차츰 채소가 좋아져서 '채소는 비싸니까 사지 않는다'는 생각은 하지 않게 될 것입니다.

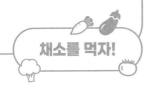

채소를 먹자!

Q 늘 똑같은 채소만 사게 돼요.

A 특별한 채소 모험에 도전해보세요.

　물론 같은 채소만 사게 되는 경향이 있지요. 장보기는 일상생활의 일부이기 때문에 '오늘은 기분이 좋으니 로마네스코 브로콜리를 사볼까' 하는 경우는 없습니다. 그래서 너댓 종류의 채소를 가지고 조리법만 바꿔서 해먹는 것이 보통이고 그렇게 해먹어도 아무 문제 없습니다.

　하지만 애써 채소에 관한 책을 고른 독자 여러분의 채소 모험을 돕고 싶은 마음에 오른쪽의 표를 만들어봤습니다.

　채소의 종류는 크게 '먹는 부위'와 '색'으로 나눌 수 있습니다. 먹는 부위는 주로 잎과 줄기를 먹는 엽채류, 열매를 먹는 과채류, 뿌리 부분을 먹는 근채류로 나뉩니다. 채소의 색에 대해서는 2장에서 자세히 소개하기로 하고 여기서는 초록, 빨강, 그 외로 분류했습니다.

	엽채류	과채류	근채류
초록	양배추, 양상추, 시금치	까치콩, 오크라, 초록 피망	고추냉이
빨강	적양파, 근대(스위스 차드), 양하	토마토, 붉은 피망, 붉은 고추	래디시, 비트
그 외 (주황, 파랑, 하양)	적양배추, 배추, 양파	가지, 주황 또는 노란 파프리카	당근, 마늘, 무, 순무

장을 볼 때 평소 사는 채소와 다른 것들을 사보세요! 표에 소개한 것들을 구매 목록에 추가해보는 겁니다. 이런 채소는 어떻게 요리해야 할지 모르겠다고요?

걱정할 것 없어요. 인터넷 시대이니만큼 레시피는 아주 쉽게 얻어낼 수 있으니까요. 표에 소개한 채소를 고르는 것만으로도 단조로운 일상에 특별한 경험이 되어 장보기가 즐거워질 거예요. 게다가 생소한 채소를 샀으니 어쩔 수 없이 다양한 요리법을 배우게 되어 하루하루가 더욱 풍요로워질 거고요. 어떻게 요리해 먹을지 궁리하는 것도 일상의 큰 즐거움입니다. 그러면서 요리 실력도 나날이 쌓입니다.

채소의 세계를 탐험하면서 단조로운 채소 습관을 무지개색으로 바꿔보세요!

채소를 먹자!

A **식사 전체 칼로리를 억제할 수 있습니다.**

그 이유는 크게 다음 세 가지입니다.

식사에서 채소 비율이 늘어나면,

① 식사 전체의 칼로리를 억제할 수 있습니다.

② 체지방을 축적하는 호르몬이 감소해 쉽게 살이 찌지 않습니다.

③ 장내 환경을 조절해 불필요한 물질을 몸에 축적하지 않습니다.

논리적으로는 위와 같지만 채소 섭취로 날씬해지는 것
에는 더 큰 의미가 있습니다.

무리한 식사제한이나 운동을 통한 '체중 감량'이 일반적
인 다이어트 방법인데 이런 다이어트의 문제는 식사제한
입니다. 절식이나 과도한 소식은 몸에 해롭습니다. 이것은

살을 빼는 것이 아니라 몸에 부담을 주어 신체를 쇠약하게 만듭니다. 그에 비해 채소 섭취로 날씬해지는 것은 '몸에서 불필요한 물질을 제거해 본래의 모습을 되찾는' 다이어트 방법입니다. 몸에 부담은커녕 컨디션이 좋아져서 건강하게 체중을 줄일 수 있습니다.

이런 식의 다이어트는 날씬해지면 하고 싶었던 평소의 희망을 이룰 수 있게 해줍니다. 바라면 이루어지는 선순환입니다.

'식사 때 채소를 먼저 먹으면 쉽게 살이 찌지 않는다'는 말을 들어본 적 있을 텐데 이 말은 사실입니다! 탄수화물부터 먹으면 혈당치가 급상승합니다. 그러면 체내에 인슐린이 과하게 분비됩니다. 인슐린은 각 장기에 당을 보내면서 고혈당이 되지 않게 지방세포에도 당을 넣으라고 명령하기 때문에 탄수화물부터 먹으면 지방을 늘리는 원인이 됩니다. 반면에, 채소부터 섭취해 서서히 혈당을 올리면 인슐린의 분비량도 억제할 수 있어 쉽게 살이 찌지 않습니다. 식사 때 채소부터 먹는 것은 체중 관리를 위한 가장 좋은 방법입니다.

이것만으로도 채소를 먹어야 하는 이유는 충분합니다. 날씬해지고 싶으면 채소를 섭취하세요.

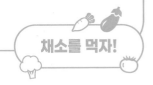
채소를 먹자!

채소보다 외모를 가꾸는 데 돈을 쓰고 싶어요.

채소 섭취가 최고의 멋내기입니다.

멋 부리고 싶은 마음은 충분히 이해합니다. 꾸미고 치장하면 그만큼 주위 사람들에게 잘 보일 수 있습니다.

사람의 인상을 결정하는 요소 중 겉모습이 90%라는 말도 있으니 외모를 가꾸는 것은 살아가는 데 매우 중요합니다. 그런데 옷이나 액세서리 이상으로 자신을 멋지게 만드는 방법이 있다는 것을 알고 있나요? 바로 그대로의 자신, 즉 자신의 몸입니다.

어떤 패션이든 결국은 자신의 얼굴과 체형에 어울리는 것을 고릅니다. 그렇다면 패션에서 가장 신경 써야 할 곳은 몸입니다. 미켈란젤로의 「다비드 상」, 명화 「비너스의 탄생」을 떠올려보세요. 정말 아름답지 않은가요?

한마디로 최고의 아름다움은 인간의 몸입니다.

"어떻게 하면 아름다운 몸을 만들 수 있죠?"

"그 답은 채소에 있습니다."

불필요한 지방이 사라진 탄탄한 몸, 노폐물이 줄어 혈액과 림프 등의 순환이 막힘없이 이루어지는 기능적인 신체 기관, 그 혜택으로 주어지는 곱고 투명한 피부. 이런 조건이 갖춰졌을 때 얼굴 생김새도 지금과는 전혀 다른 모습으로 개선됩니다.

이런 몸을 만들면 어떤 옷이든 아름답게 입을 수 있지 않을까요? 모두 채소를 먹는 것으로 실현됩니다. 즉, 유명 브랜드의 옷이나 값비싼 액세서리보다 '채소 섭취가 최고의 멋내기'라 해도 과언이 아닙니다.

정말인지 의심하는 사람도 있을 텐데, 이런 연구 결과가 있습니다.

인간의 노화를 나타내는 척도로 텔로미어(telomere)라는 것이 있습니다. 텔로미어는 인간의 DNA 말단에 존재하며 세포분열 시 오류가 생기거나 DNA의 손상을 막는 작용을 하는 캡 모양의 염기서열입니다. 텔로미어의 길이는 세포분열을 거의 하지 않는 출생 시가 최대로, 그 이후에는 스트레스·염증·세포분열에 의해 차츰 감소합니다.

텔로미어의 길이는 노화와 수명에 관련되는데, 텔로미어가 짧을수록 당뇨병·고혈압·알츠하이머병 등의 발생률이 높아지고, 사망률이 상승한다는 연구 자료도 있습니다. 즉, 실제 나이가 같아도 텔로미어가 긴 사람의 몸이 훨씬 더 건강하고 젊다고 할 수 있습니다.

그럼 어떻게 텔로미어가 짧아지는 것을 막을 수 있을까요? 답은 바로 '채소 섭취'입니다.

기본적으로 텔로미어는 나이를 한 살 먹을 때마다 14.9개 정도의 염기쌍(핵산을 구성하는 염기 가운데 서로 수소 결합할 수 있는 두 개의 염기. 아데닌과 티민 쌍, 구아닌과 사이토신 쌍이 있다)이 사라져 길이가 짧아집니다.

DNA(유전자의 본체)는 4종류의 아미노산으로 이루어져 있는데, 하나하나의 아미노산을 염기라고 합니다. 즉, 나이를 한 살 먹을 때마다 14.9개의 아미노산이 사라지는 것입니다.

그런데 채소를 먹으면 어떻게 될까요?

"설명이 조금 어려워요."

"결론만 이해하면 됩니다."

미국의 브리검영대학교에서 진행한 연구 결과를 보면, 과일과 채소 섭취량이 하루 100g 증가할 때마다 텔로미어가 27.9개의 염기쌍만큼 길어진다고 합니다. 이것은 몸의 노화를 1.9년 늦추는 것과 같습니다. 또 실험 대상자 중에 채소를 가장 많이 섭취한 사람과 가장 적게 섭취한 사람을 비교했을 때 세포의 노화 정도가 4.4년이나 차이가 났습니다.

채소를 섭취하면 체내 환경이 좋아져 피부 상태가 개선되는 것을 느낌으로 알 수 있습니다. 이처럼 채소 섭취로 세포 차원에서도 젊어진다는 것이 과학적으로 증명되고 있습니다.

채소를 먹으면 4년 젊어지는 것이 보증된 셈입니다. 왠지 채소가 건강에는 최고라는 생각이 들지 않나요? 화장이나 화려한 패션보다 채소 섭취야말로 멋쟁이가 되는 지름길입니다.

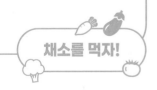

채소를 먹자!

Q 채소를 사면 항상 남아요.

A **걱정 마세요. 간단히 해결할 수 있습니다.**

혼자 살거나 식구 수가 적은 가정의 고민이 바로 채소가 남는 것입니다.

무즙을 곁들인 메밀국수를 먹기 위해 무를 삽니다. 그런데 절반 이상 남아서 다음 식사 때도 무를 먹어야 한다는 생각에 짜증이 납니다.

이것도 채소를 멀리하게 되는 원인 중 하나입니다. 그러나 남은 채소 처리에 대한 정보를 얻으면 이 문제를 쉽게 해결할 수 있습니다.

무의 경우는 생선무조림, 무샐러드, 어묵탕, 무나물, 미조레니(강판에 곱게 간 무를 고기나 생선과 함께 조린 음식. '미조레'는 진눈깨비라는 뜻), 무떡(강판에 간 무에 찹쌀가루, 전분 가루를 섞어 찌거나 구운 음식) 등 무를 사용한 맛있는 요리가 많습니다. 이중에 구미가 당기는 것을 만들면 됩니다. 그 외에도 보존방법을 알면 오랫동안 무를 맛있게 먹을 수 있습니다.

"그런 지식을 얻기 전까지는 남잖아요!"

"그럼 이건 어떨까요?"

남은 채소는 일단 잘게 썰어보세요. 그런 다음 살짝 볶으면 된장찌개, 볶음밥, 카레, 덮밥 등에 활용할 수 있습니다.

무슨 일이든 처음에는 실패의 연속입니다. 그렇지만 이렇게 해서 남은 채소를 효과적으로 활용하면 채소에 대한 조리 감각, 즉 '채소감'이 높아집니다.

행동으로 옮겨 발전하는 것이 중요합니다. 처음에는 '남아도 잘게 썰면 된다'는 생각으로 과감하게 채소를 구입하고 채소에 대해 능동적으로 배우세요. 이것을 반복하면 언젠가는 '오늘은 조림을 해먹었으니 내일은 구워 먹자' 하는 식으로 같은 채소로 다른 요리에 도전할 수 있습니다. 그것도 채소를 섭취하는 즐거움 중 하나입니다.

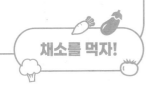

채소를 먹자!

채소를 먹느니 차라리 고기를 먹겠어요.

A 그럼 고기를 더욱 맛있게 먹는 방법을
알려줄게요.

고기는 맛있습니다. 그건 맞는 말입니다. 고기는 양질의
단백질과 비계(지방)로 되어 있어 맛이 없을 수 없습니다.

그러니 많이 드세요.

단, '채소를 먹느니'라는 생각은 바꾸는 것이 좋습니다.
고기도 맛있게 먹고 채소도 맛있게 먹는 것이 정답입니다.
이런 생각만으로도 맛의 범위가 넓어집니다.

하지만 "채소보다는 고기지!"를 외치는 사람은 이렇게
생각할 것입니다.

'잔소리는 그만! 스테이크를 먹게 놔둬요!'

"네네, 그럼 스테이크를 더 맛있게 드세요!"

고기를 좋아하는 사람은 고기만 먹지만, 사실 고기도 채
소와 같이 먹어야 더 맛있습니다.

가령 스테이크 전문점에 가면 반드시 채소가 따라 나옵니다. 요리를 장식하기 위해서가 아니라 고기로 느끼해진 입안을 채소로 깔끔하게 씻어내 가장 맛있던 첫 번째 맛을 다시 즐기도록 하기 위해서입니다.

영양학적으로도 이치에 맞습니다. 당근과 시금치에 많이 포함된 비타민 A와 베타(β)카로틴은 기름과 궁합이 좋아서 체내 흡수율이 높아집니다.

이런 정보를 기억하고 고기를 먹을 때는 곁들이는 채소에 관심을 가져보세요. 고기는 물론 채소의 맛에도 푹 빠지게 될 거예요.

개인적으로 고기1: 채소1의 비율을 맛있게 느낀다면 여러분은 이미 어엿한 '채소인'입니다.

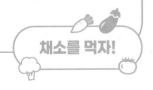

채소를 먹자!

과일을 먹으니까
채소는 안 먹어도 되겠죠?

과일과 채소는 다릅니다.

과일도 건강에 좋습니다. 달콤하고 맛있는 데다 조리 없이 그대로 먹을 수 있어 통째로 영양을 섭취할 수 있습니다. 그래서인지 '과일을 먹으면 채소를 안 먹어도 된다'고 생각합니다. 그런 기분은 충분히 이해합니다.

그런데 안타깝게도 채소와 과일은 별개입니다. 채소와 과일의 경계가 애매하긴 한데, 과일은 나무에 열매가 열리는 것을 가리키므로 수박, 멜론, 딸기처럼 나무에 열매가 열리지 않는 것은 채소로 분류됩니다. 단, 맛이 과일과 다를 바가 없어서 '열매채소'(과채류)라 부르지요.

그럼에도 '별개'라고 강조하는 이유가 있습니다. 바로 칼로리 때문입니다.

채소는 식이섬유가 주체로 칼로리가 매우 낮아 무시해

도 좋을 정도입니다. 반면 과일에는 과당이 풍부해 높은 칼로리의 당질이 포함되어 있습니다. 따라서 과식하지 않도록 주의할 필요가 있습니다.

물론 과일도 최고의 식재료입니다. 과일에는 당질 외에도 유기산이 풍부합니다. 당은 뇌를 움직이게 하는 직접적인 영양소이고, 유기산은 피로회복과 혈액 흐름을 좋게 합니다. 정신적으로 지쳤을 때 달콤한 케이크가 생각나는 것은 단 음식이 미각을 통해 부교감신경을 자극해서 긴장을 풀어주기 때문입니다.

그렇다고 많이 먹으면 적정 칼로리를 초과할 수 있습니다.

채소는 세포 상태를 개선해 몸을 건강하게 유지시켜주므로 양을 신경 쓰지 않고 먹어도 좋지만, 과일은 곁들이는 정도로 즐기는 것이 좋습니다. 말하자면 그 역할이 서로 다릅니다.

시험 삼아 세 끼 중 의식적으로 과일 한 번, 채소는 두 번 이상 섭취해보세요. 특히 건강에 자신이 없다면 놀랄만큼 몸의 변화를 느낄 수 있습니다. 그 개운함이란 '생각하지 말고 느껴라!'고 말하고 싶을 정도입니다.

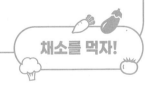

채소를 먹자!

**평소 감자 샐러드를 많이 먹으니까
채소 섭취는 충분하겠죠?**

꼭 그렇다고 말하기는 어렵습니다.

　감자에는 식이섬유와 비타민이 풍부합니다. 일본의 경우 제2차 세계대전이 끝난 직후, 먹을 것이 없어 밥 대신 감자를 많이 먹었습니다. 그야말로 일본인의 목숨을 연명하게 해준 존재가 감자입니다.

　말 그대로 감자가 최고라고 할 정도입니다. 그러니 '감자 샐러드를 많이 먹는 당신도 최고!'라고 하고 싶은데, 안타깝지만 알아야 할 것이 있습니다.

　감자는 채소가 아닙니다. 어쨌든 쌀을 대신했을 정도로 탄수화물이 풍부해서 농산물로서는 채소로 다루지만 영양학적으로는 밥이나 빵 같은 주식으로 취급합니다. 또 감자가 최고라곤 해도 그것은 목숨을 연명하게 해준다는 의미이지 채소 대신은 아닙니다.

또 감자 샐러드에는 지방을 많이 포함한 마요네즈가 상당량 들어가기 때문에 그것이 위장의 용량을 제한합니다. 즉, 중요하지 않은 성분이 본래 섭취해야 할 중요한 영양소가 들어갈 공간을 줄여버리는 셈이지요.

"뭐야, 형편없네요."

"아니, 한 가지 좋은 점이 있습니다."

당신은 지금까지 감자 샐러드를 밥 대신 먹진 않았을 것입니다. 분명 샐러드 대신으로 감자 샐러드를 선택했을 테니까요. 게다가 평소 샐러드를 먹고 싶다거나 샐러드를 먹어야 한다는 생각을 가지고 있었을 것입니다. 그건 아주 좋은 일입니다. 그렇다면 샐러드의 종류를 바꿔보세요.

하얀 샐러드에서 초록 샐러드로 말이지요.

이것만으로도 매일의 행복도와 만족감은 확실히 상승합니다. 마음과 뇌에서 기쁨을 느끼면 의식도 변합니다. 감자 최고에서 채소 최고로!

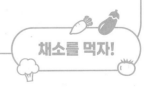

채소를 먹자!

미국인처럼 고기를 많이 먹는 것이
효율적이지 않나요?
결국 필요한 것은 단백질이잖아요.

**미국인이 고기만 먹는다는 것은
시대착오적인 생각입니다.**

　맞는 말입니다. 인간에게 단백질은 매우 중요한 영양소로, 인체의 활동에 가장 필요합니다. 그런데 한 가지 잘못 알고 있는 것이 있습니다. '미국인은 고기만 먹는다'는 생각입니다.

　한 가지 흥미로운 자료를 소개하겠습니다. 미국과 일본 국민의 일인당 연간 채소 소비량을 비교한 자료입니다. 1980년의 채소 소비량을 보면 미국 104kg, 일본 120kg(하루 섭취량으로 환산하면 미국은 284.9g, 일본은 328.8g)이었지만, 30년이 지난 2010년에는 수치가 역전해서 일본 101kg, 미국 113kg입니다. 그리고 2019년 이후 지금의 일본은 100kg 이하로 떨어질 정도로 채소 섭취량이 줄었습니다(한국 질병관리청의 2021년 국민건강영양조사 결과에 따르면, 2012년 조사에서 만 1세 이상 한국인의 하루 채소류 섭취량은 283.9g, 과일류는 172.3g이었는데, 2021년엔 각각 248.8g, 116g으로 감소했다. 6세 이상 인구 중 과일과 채소 하루 권장량인 500g 이상을 먹는 사람의 비율은 25.5%에 불과했다. 특히 젊을수록 과일과 채소 섭취량이 부족한 것으로 나타났다).

즉, 미국인은 고기만 먹는다는 것은 시대착오적인 생각입니다.

"정말요?"

"그만큼 채소 섭취 부족 문제는 심각합니다."

미국인이 오히려 건강한 식생활을 하는 것이 현실입니다. 이대로는 '미국인처럼 채소를 먹자'고 말할 날도 멀지 않았습니다. 일본은 종전 후 다시 일어나서 미국의 경제 수준에 육박할 정도로 경제 성장을 이루었지만 오랜 불경기로 경제력을 잃고 있습니다.

어쩌면 이 격차를 메울 중요한 요소가 '채소'일지 모릅니다. 믿든 말든 그것은 당신 마음입니다. 그러나 채소를 먹으면 행동력이 향상하는 것은 틀림없는 사실입니다.

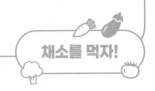

채소를 먹자!

A 채소주스는 선택지 중 하나일 뿐입니다.

먼저, 채소주스의 특징을 알아봅시다.

【장점】

① 원료 채소의 모든 성분을 포함하지는 않지만 채소의 영양소를 보충할 수 있다.

② 편리하게 마실 수 있어 비교적 섭취하기 쉽다.

【주의해야 할 점】

① 당질이 높은 경우가 많다.

② 값싼 주스는 원료의 질이 명확하지 않다(농법과 생산자를 알 수 없고 수입산일 가능성이 크다).

③ 보존료와 향신료 등의 첨가물이 포함되어 있다.

④ 식이섬유가 제거되어 있는 경우가 많다.

⑤ 맛이 없으면 팔리지 않는다.

"그런 건 신경 쓰지 않았어요."

"원재료나 영양성분 표시를 거의 안 보니까 그렇죠."

그런 주의사항을 신경 쓰지 않아도 되는 '최고의 채소주스'가 존재합니다. 바로 채소 스무디입니다. 특히 집에서 직접 만드는 스무디가 좋습니다. 영양소를 선택할 수 있고 시중에서 판매하는 상품처럼 가열처리를 하지 않기 때문에 소실되는 영양소도 없습니다. 또 당질도 기분에 맞춰 바꿀 수 있고 채소의 질도 선택할 수 있습니다.

반갑지 않은 소리를 하자면, 채소를 깨끗이 씻어야 하고, 채소1: 과일9의 비율처럼 당질 과다는 좋지 않습니다. 그리고 세균이 번식하기 쉬우므로 만든 즉시 마셔야 합니다.

아마 이렇게 말하고 싶을 것입니다.

"주서기도 없고, 귀찮아요."

하지만 채소를 먹기 시작하면 주서기만큼 편리한 도구도 없습니다. 주스를 만들면 다양한 채소에 도전할 수 있고 남은 채소 처리에도 좋습니다. 물론 주서기를 세척하는 수고는 들지만 그건 스무디를 한 입 마시면 해결됩니다. 너무 맛있으니까 설거지하는 수고쯤은 받아들일 수 있을 것입니다.

채소를 먹자!

소식을 해서 채소를 먹을 수 없다는 말은 잘못됐습니다. 채소뿐 아니라 다른 영양소도 부족할 가능성 있거나 영양 부족으로 소식가가 됐을 가능성이 있습니다. 이 질문에 대해서만큼은 진지하게 영양학적으로 따져봐야 합니다.

우선 알아야 할 것은, 인간은 몸을 유지 또는 성장시키기 위해 섭취해야 할 영양소가 많다는 점입니다. 잘 알고 있듯이 일반적으로 5대 영양소(탄수화물, 단백질, 지방, 비타민, 무기질)라 불리는 것들입니다. 이 영양소들은 반드시 먹어서 보충해야 합니다. 식사는 그것을 위한 행동입니다.

'식사량이 적은 데다 몸이 말라서 쉽게 지친다, 현기증과 빈혈 증상이 있다, 몸이 쉽게 붓는다, 피부가 건조하다, 아침에 일어나기 힘들다, 아침밥이 들어가지 않는다, 머리카

락이 푸석하다, 발뒤꿈치가 건조하고 딱딱하다' 같은 증상
에 해당하는 사람은 영양 부족이 소식으로 이어졌을 가능
성이 있습니다.

자신의 식사를 떠올려보세요. '과자만 먹는다' '편의점 음
식만 먹는다'는 사람은 칼로리는 섭취해도 건강하게 사는
데 필요한 영양소는 부족합니다.

영양 부족으로 몸 안에서 영양의 순환과 배설의 흐름이
정체하기 때문에 식사를 하려 해도 들어가지 않고 이것이
소식의 원인이 됩니다. 채소의 영양소에는 세포를 치료하
고 정체를 풀어주어 신진대사를 촉진하는 성분이 많이 들
어 있습니다. 그래서 소식인 사람도 채소를 먹기 시작하면
밥이 맛있고, 식욕이 돌아서 소식도 개선됩니다.

소식의 원인이 채소 섭취 부족일 가능성도 있으니 채소
먹기에 적극 도전해보세요. 그래서 소식가인 당신이 180도
달라져 밝은 얼굴로 맛있게 음식을 먹는 모습은 자신의 건
강 개선뿐 아니라 주위 사람에게도 빛이 될 것입니다.

"그렇군요. 노력해볼게요!"

"채소와 함께하기를!"

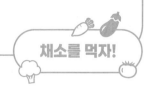

채소를 먹자!

배추벌레도 아니고, 난 채소 따위 안 먹어요!

A 지금이 어린 시절의 채소 트라우마를
극복할 기회입니다.

이런 사람은 선천적으로 채소를 싫어하는 사람일 것입니다. 채소를 먹고 싶지 않다는 사람에게 채소를 먹으라고 강요할 생각은 없습니다. 그렇게 싫으면 안 먹어도 됩니다.

"앗! 안 먹어도 된다고요?"

"네, 먹지 않아도 됩니다."

'먹지 않아도 된다'고 했을 때 여러분은 어떻게 느꼈을까요? 반가울까요? '이제 채소와는 안녕!'이라 생각할까요? 아니, 그런 사람이었다면 애당초 이 책을 펴보지 않았을 것입니다.

채소를 싫어하는 사람도 마음 깊은 곳에 조금, 아주 조금은 채소에 대한 생각이 숨어 있습니다.

당신의 마음속 문을 계속 두드리는 채소. 먹지 않아도

된다는 말에 반가운 한편으로 허전함을 느꼈다면 더 이상 채소를 무시하지 마세요. 마음의 문을 열어 채소를 해방시켜주세요.

채소를 싫어하는 사람의 대부분은 어릴 적에 어른들이 채소를 억지로 먹였고 그것이 트라우마로 남아 마음의 문을 닫아버렸을 것입니다.

그것은 어떤 의미에서는 어쩔 수 없습니다. 어린아이의 혀에는 어른보다 3배 많은 미뢰(맛을 느끼는 미세포가 분포되어 있는 곳. 혀 표면의 수많은 돌기인 '유두' 안에 있음)가 있습니다. 즉, 미각 감도가 어른의 3배입니다. 이런 미각을 가진 상태에서 쓰거나 맛없는 채소를 먹기란 고문에 가깝습니다.

그런데도 채소를 먹으라고 한 것은 부모님과 주위 어른의 '사랑'이 듬뿍 담긴 잔소리가 아니었을까요?

지금이야말로 채소를 싫어하는 당신이 달라질 마지막 기회입니다. 채소를 먹으라는 잔소리마저 듣지 않게 되기 전에 고집부리지 말고 조금이라도 도전해보세요.

그 한 걸음으로 당신은 배추벌레에서 아름다운 나비로 성장할 수 있습니다.

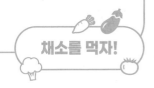

채소를 먹자!

Q 딱히 오래 살고 싶지 않아요.

A
단순히 오래 사는 것이 아니라
건강하게 사는 것을 목표로 해야 합니다.

당신이 태어났을 때 부모님은 당신이 건강하기를 바랐을 것입니다. 가족과 친구는 당신과 함께 시간을 보내고 싶어합니다. 당신도 소중한 사람이 건강한 모습으로 곁에 있어주기를 바랄 것입니다.

사실 건강은 당신 자신뿐 아니라 당신을 소중하게 여기는 사람들에게도 큰 행복입니다. 소중한 사람이 일찍 세상을 떠나는 것은 상상 이상으로 큰 슬픔입니다.

그런 일을 당하면 '좀 더 같이 있어줄걸, 한 번 더 함께 여행을 다녀올걸, 더 오래 웃는 얼굴을 보고 싶었는데…'라며 눈물 흘릴 것입니다.

그런 까닭에 "오래 살고 싶지 않다"는 말을 들으면 더욱

슬퍼집니다. 자신의 목숨과 건강은 자신의 것이라기보다 부모에게 받은 것이기에 소중히 해야 합니다.

몸과 마음이 건강하면, 나이 들수록 젊을 때 깨닫지 못했던 기쁨과 아름다움을 더 많이 느낄 수 있습니다. 단순히 얼마나 오래 사느냐가 아니라 자신의 건강한 모습을 소중한 사람들에게 얼마나 오래 보여줄 수 있는가가 중요합니다.

이처럼 건강한 모습을 보여주려면 어떻게 해야 할까요? 물론 정답은 하나입니다.

"또, 그 얘기예요?"

"맞아요. 채소를 먹는 것입니다."

누군가 아삭아삭 채소를 먹으면 "맛있게 잘 먹네" 하고 웃는 얼굴로 말해주잖아요. 채소를 먹는 모습, 즉 '건강해지기 위해 노력하는 모습'이 이미 소중한 사람을 행복하게 해줍니다.

어떤 삶을 원하든, 소중한 사람이 행복하기를 바란다면 부디 채소를 먹어서 건강한 모습을 보여주세요.

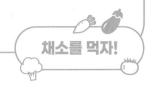

채소, 채소. 이제 듣기 싫어요!

**그만큼 중요하기에 여러 번
반복하는 것입니다.**

많은 사람이 채소를 적게 먹을뿐더러 그로 인해 몸이 건강하지 않은 경우가 많고 매일 사소한 일로 고민하고 스트레스를 받습니다.

그것이 나쁜 방향으로 작용해 일의 생산성과 집중력이 떨어지거나 가족과 친구에게 쌀쌀맞게 대해 본의 아니게 상대방에게 상처를 줍니다. 그런 모습을 바라보는 가족과 친구는 당연히 슬픕니다. 저 역시 그렇습니다.

그때 도움을 주는 것이 채소라는 것을 여러분이 알았으면 좋겠습니다. 지금까지 강조한 '채소를 섭취하면 건강해진다'는 말은 시작에 불과합니다.

채소는 단순히 건강에 도움을 주는 것에 그치지 않고 놀라운 잠재력을 발휘합니다. 신체적 건강 같은 눈에 보이는 부분은 물론이고 눈에 보이지 않는 부분에서 진짜 힘을 발휘합니다.

1장에서는 주로 정신적인 면에서 채소를 먹지 않는 생활을 개선하는 것에 대해 설명했는데, 이 정신적인 부분도 채소 섭취의 큰 장점으로 이어집니다.

채소를 먹으면 혈액의 점성이 낮아져 혈액순환이 잘되기 때문에 뇌에도 영양이 원활하게 공급됩니다. 그렇게 되면 뇌가 활발히 활동해 부정적인 사고방식에서 긍정적인 사고방식으로 변합니다. 또 혈액의 작용은 행동력에도 직결되기 때문에 능동적인 성향이 되기 쉽고, 몸을 움직이면 뇌의 활동도 활발해져 정신적인 면에도 큰 이점으로 작용합니다.

많은 스트레스를 받는 현대사회에서 마음이 병들어 병원을 찾는 사람이 늘고 있는데, 그 정도로 증상이 심해지기 전에 우선 채소를 섭취해보세요. 억눌렸던 마음이 확실히 회복됩니다. 채소와 마음(정신)의 관련성에 대한 학술 자료도 있습니다. 채소 섭취로 어둡고 우울한 마음을 회복시킬 수 있다는 것이 연구를 통해 밝혀졌습니다.

1장에서 소개한 질문(Q)의 내용에 동의할 정도로 채소를 멀리한 경우라면 틀림없이 채소 섭취량이 적은 사람이므로 채소를 먹었을 때의 효과는 보통 이상으로 크게 나타납니다. 여러분에게 채소 섭취를 강제할 수는 없습니다. 그러나 긴 인생에서 6주 동안만 저를 믿고 채소를 섭취해보세요.

채소 섭취가 개인에게만 좋은 것은 아닙니다. 여러분이 채소를 먹기 시작해 얻는 여러 가지 이점은 주위 사람도 행복하게 합니다. 그리고 여러분을 통해 행복을 느낀 사람들도 그 영향으로 차츰 채소를 섭취합니다.

그리고 그들 역시 주위에 행복을 전파하는 사람이 되면, 채소를 섭취하는 분위기가 확산됩니다. 이로써 우리가 본래 갖고 있는 잠재력을 최대한 발휘할 수 있게 되면 국내에서 일어나는 다양한 문제들을 해결하고, 세계 정세에까지 좋은 영향을 미칠 수 있지 않을까요?

과장되게 들릴 수 있지만, 몸과 마음이 건강한 사회는 전쟁도 막을 수 있습니다. 나는 진심으로 그렇게 생각합니다. 여러분이 채소를 먹는 생활을 하면 나만의 생각으로 끝나지 않을 것입니다. 18쪽에서도 언급했듯이 채소를 먹지 않는 사람도 '채소 섭취는 중요하다' '가능하면 먹고 싶다'는 생각은 합니다. 여러분과 손을 잡고 채소를 섭취하는 분위기를 확장해가고 싶습니다.

나의 꿈은 혼자만의 것이 아닙니다. 분명 뜻을 함께하는 사람이 있습니다. 말하다 보니 존 레넌의 「Imagine」 가사처

럼 되어버렸는데, 모두가 채소를 먹으면 나의 말에 고개를
끄덕일 것입니다.

이것이 내가 이 책을 쓴 진짜 이유입니다.

한 사람이 채소를 먹기 시작하는 것이 별일 아닌 것 같
지만, 어떤 일이든 작은 한 걸음이 쌓여서 목표가 이루어
집니다. 채소를 섭취하는 사람이 많아지면 '세계'를 움직이
는 힘을 얻게 됩니다.

'나 하나 바뀐다고 달라질까'라는 생각을 버리고 긍정적
인 마음으로 채소를 섭취합시다. 다시 한 번 강조하지만
채소는 인생 최고의 투자입니다!

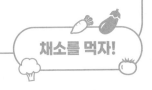
채소를 먹자!

나와 채소

이와사키 마사히로

다음 내용은 연구자이자 오사카의 한 병원에서 영양관리사로 있을 때 겪은 일입니다.

어느 날, 환자 상태에 변화가 있음을 발견했습니다. 식단을 바꾼 결과 건강해진 것은 물론, 잘 듣지 않던 약도 효과를 보였습니다.

원래 약이란 세포에 특정 단백질의 합성을 억제시키거나 세포가 만드는 유해한 단백질을 무효화시키는 등, 기본적으로 세포 차원에서 효과를 발휘합니다.

이것은 식단을 바꾸는 것, 특히 채소를 섭취하게 하는 것으로 몸이 세포 차원에서 건강해질 수 있다는 의미입니다.

원래 채소를 좋아했지만 그 일을 계기로 완전히 채소에 빠지게 되었습니다. 채소는 아직 밝혀지지 않은 '미지의 영역'을 갖고 있습니다. 이것이 흥미로운 점입니다.

가령, 우엉은 알츠하이머병을 예방하는 효과가 있다는 연구 결과가 있는데, 우엉의 어떤 성분이 효과를 발휘하는지에 대해서는 아직 몇 가지 성분만이 발견되었습니다. 현재로선 정확히 알 수 없는 미지의 성분이 많습니다. 이 미지의 영역이 바로 채소의 매력입니다.

약 같은 인공물질의 구조는 이미 과학적으로 해명되었습니다. 그러나 채소는 알려진 영양소와 미지의 영양소가 상승효과를 일으켜 의학을 뛰어넘는 힘을 발휘합니다. 오히려 채소의 성분이 의학을 발전시킵니다.

사람은 병에 걸려야 비로소 치료를 받을 수 있습니다. 그러나 채소는 그 병을 예방할 수 있습니다. 그래서 나는 병원 현장에서의 체험을 통해 건강관리와 농업의 협업이라는 목표를 세우고 테크놀로지와 영양학적으로 채소를 다루는 ㈜베지터블테크를 창업했습니다. 이곳은 환자들의 건강을 가까이서 봐온 '나와 채소'를 집대성한 결정체입니다.

2장

채소 투자,
어떻게 시작할까?

아름다움과 건강, 행복이라는
이익을 얻기 위해

여기까지 읽은 여러분은 책을 덮고 당장 채소를 사러 가고 싶을 것입니다.

서두르지 마세요.

지금은 채소를 먹겠다는 기분만 커진 것뿐입니다. 투자에서 생각 없는 행동은 금물입니다.

그러니 차분히 정보를 모읍시다. 주식 투자나 자금 투자라면 관련 차트를 읽고 이해하는 방법이나 어느 때 사거나 팔아야 하는지, 다른 투자가는 어떤 생각으로 거래를 하는지 등 투자 시 필요한 최소한의 지식과 정보를 머리에 넣어두어야 합니다.

채소 투자도 마찬가지입니다. 채소에 대해 아직 여러분이 모르는 정보들이 많이 있습니다.

가령 1장에서 하루 350g의 채소를 섭취해야 한다고 했는데, 그렇다면 어떤 채소를 먹어야 하는지, 어떻게 해야 효율적으로 영양소를 섭취할 수 있는지 등 알아야 할 정보가 많습니다.

그래서 2장에서는 채소 섭취에 대한 기본적인 정보를 소개할까 합니다. 기본적이지만 본질적인 부분이므로 기억할 때까지 반복해서 읽기를 권합니다.

이 책에서 채소 섭취를 '투자'라고 했는데, 여러분은 투자의 3대 원칙을 알고 있나요? 그것은 '장기(長期)·적립·분산'입니다. 이것은 채소 투자에도 적용할 수 있습니다.

채소 투자의 목적은 채소를 꾸준히 맛있게 먹어서 다양한 채소로부터 영양소를 섭취하고 그 힘을 몸에 축적해 아름다움과 건강, 행복이라는 이익을 얻는 것입니다.

어쨌든 채소 투자는 돈 이상으로 중요하며 우리 인생을 좋은 방향으로 움직이게 해주므로 신중하고 진지하게 채소에 대해 생각하길 바랍니다.

그런 의미에서 망설이지도 질리지도 않고 맛있게 채소를 즐길 수 있도록 채소 투자의 전문가를 초대했습니다.

소개합니다! 채소 투자의 신 워런 베지트 씨와 초보 채소 투자자 청년A 씨입니다!

채소 투자란 무엇인가?
원로와 청년의 진솔한 대화

나는 채소 투자자 워런 베지트입니다. 초보 투자자인 당신에게 여러 가지 정보를 알려주려고 합니다.

채소 투자가 뭐죠? 주식이나 FX(외환)는 자주 들어봤지만 채소 투자는 처음 들어요.

투자라 하면 금융상품을 떠올리는 사람이 많아요. 하지만 투자는 다양한 영역에서 다양한 방법으로 할 수 있어요. 채소 투자란 말 그대로 '채소에 투자한다', 즉 채소를 사서 먹는 겁니다.

네? 마트에서 채소를 사는 거요?

바로 그겁니다.

잠깐만요. 투자라면 돈이 불어나서 돌아오는 것인데, 채소를 사는 것으로는 돌아오는 게 없지 않나요?

채소에 투자하면 돈이 불어나요.

네? 무슨 말씀이죠?

채소를 먹으면 건강해진다는 사실은 알죠?

네, 알아요.

장기적으로 생각해봅시다. 채소를 섭취하면 일할 수 있는 기간이 늘어납니다. 만일 연봉이 5,000만 원이라 치면, 일하는 기간이 1년 늘어날 경우 5,000만 원의 수익이 생기는 거죠.

 대충 알 것 같긴 한데….

 건강에 대한 인식이 희박한 건 젊기 때문이에요. 그런데 이건 사실입니다. 가령 일을 할 수 없게 되는 가장 큰 원인은 질병인데, 독일에서 발표한 채소와 과일 섭취에 관한 조사 연구 「만성 질환 예방에 있어서 채소와 과일」에 의하면, 채소와 과일을 많이 섭취한 사람은 고혈압, 관상동맥성 심질환, 뇌졸중에 걸릴 위험이 감소한다고 해요.

또 그 연구는 암에 걸릴 위험이 감소할 가능성이 높다는 것도 암시하고 있어요. 그 외에도 채소를 섭취함으로써 좋은 효과를 볼 수 있는 증상으로는 비만, 당뇨병, 류머티즘 등이 있어요.

 그건 연구 결과가 아니어도 이미 알고 있어요.

 제가 판단하기에 채소 섭취가 부족하면 50대 후반부터 건강에 이상이 생겨 생산성이 현저히 떨어집니다. 그리고 60대 후반에서 70대 정도 되면 체력이 저하되어 스스로 해낼 수 있는 일이 거의 없고 다른 사람에게 조언하는 정도밖에 할 수 없어요. 조언만 하고 직접 일하는 모습을 보여주지 못하면 사람이 따르지 않지요.

요즘 젊은이들 말로 '노해'(老害, 경직된 사고방식을 가진 고령자가 지도자가 되면서 조직 내 활력이 상실되는 현상을 일컫는 일본식 한자어), 즉 '꼰대'가 되는 거지요.

자신은 아니라고 해도 오랫동안 신체와 두뇌를 관리하지 않으면 누구나 꼰대가 될 수밖에 없어요.

누구나 꼰대가 된다고 생각하니 끔찍해요. 저도 우리 회사의 어떤 상사처럼 될 가능성이 있다는 게….

신체와 두뇌 관리를 게을리하면 나이 들수록 생산성은 떨어집니다. 생산성이 낮으면 그만큼 돈을 벌 수 없어요.

건강하지 않으면 일할 수 없고 일하지 못하면 수입이 줄어든다는 얘기죠?

간단히 말하면 그렇죠. 한 달에 10만 원 정도 채소에 투자해서 3년 정도 일할 수 있는 기간이 늘어나면 1억 5,000만 원 정도의 수익이 생겨요.

직장인은 정년도 있는 데다 지금으로서는 그 수익이 상상이 안 돼요.

하지만 지금 우리의 경제 상황을 생각하면, 일하지 못하는데 많은 월급을 지불할 여유가 없어질 것은 불 보듯 뻔해요. 만일 생산성이 떨어진 상태에서 직장을 그만두어야 한다면 어떻게 될까요?

와, 그건 비참해요. 상상하고 싶지도 않아요.

꾸준히 건강을 관리하고 자기 분야에서 최선을 다하면, 업무 기술이든 사물에 대한 사고방식이든 당신밖에 할 수 없는 것을 손에 넣을 수 있어요. 그렇게 대체할 수 없는 인재가 되면 나이 들어 직장을 그만두어도 창업을 하거나 다른 회사에서 유용한 인재로 일할 수 있죠.

그렇죠. 확실히 이상적인 삶이에요!

그래요. 나도 이렇게 나이 들었지만 아직 현역으로 일하고 있어요. 그 이유를 나름 찾아봤는데….

뭐죠?

결국 젊을 때부터 섭취한 채소, 즉 채소 투자가 효과적이었다는 것을 깨달았어요.

그게 전부인가요?

지금까지 살면서 낙오되는 사람들을 많이 봤어요. 젊을 때는 같이 일했는데 능력 면에서 일할 수 없게 된 사람, 건강을 이유로 은퇴한 사람, 나이 들면서 기력을 잃은 사람. 그런 사람들과 나 자신의 차이는 무얼까 생각해봤는데 그 답이 '당연함'이라는 것을 알게 됐죠.

당연함이요?

그래요, 당연함. 일상의 습관이죠. 나에게 채소를 먹는 것은 당연한 일이에요. 채소를 먹으면 신체 내부에서부터 건강해질 수 있기 때문에 젊을 때는 달리기를, 나이 들어서는 산책을 하는 것이 당연한 일이에요. 몸을 움직이면 뇌의 활동도 활성화되고 당연히 배움을 지속하는 것도 가능하죠. 이런 당연함의 연결이 이 나이에도 일할 수 있는 이유였어요. 그래서 선순환의 계기가 된 채소 섭취 습관을 많은 사람에게 알리는 채소 투자가가 된 겁니다.

 저도 채소 투자를 하고 싶어졌어요. 지금 27세니까 60세부터 회수할 수 있다 치고, 월 10만 원이면 연간 120만 원에 33년을 곱하면 33년×120만 원, 3,960만 원 투자로 1억 5,000만 원의 이익을 얻을 수 있어요. 나쁘지 않은 게 아니라 최고의 투자예요! 좀 더 자세히 알려주세요!

채소 투자의 3대 원칙①
장기투자: 꾸준함의 위력

 먼저 묻고 싶은데, 투자에 대해 어느 정도 알고 있나요?

 투자요? 아는 게 전혀 없어요.

 일본에서는 국가가 앞장서서 전 국민 주주화(2,000조 엔이 넘는 개인 금융자산을 '저축에서 투자'로 유도해 자산 소득 2배 증가 및 기업 성장을 꾀하려는 계획)를 목표로 하는 지금, 투자의 기본도 모르다니 문제인데요. 지금부터라도 잘 들어봐요. 투자에는 잊어서는 안 될 3대 원칙이 있어요.

3대 원칙이요?

바로 장기·적립·분산이에요!

그래요? 그런데 그게 채소 투자와 무슨 상관이 있죠?

차근차근 알아봅시다. 이 투자의 3대 원칙을 채소 투자에도 똑같이 적용할 수 있어요.

네? 채소를 장기·적립·분산 투자한다고요? 채소는 오래 보관하면 상하고요. 적립도 이해가 안 되는데 채소를 쌓아두는 의미를 모르겠어요. 그리고 분산은 채소를 자르는 건가요?

아뇨! 그런 게 아니에요! 먼저 장기투자는 장기적으로 채소를 먹는 겁니다.

아, 그건 그러네요.

앞으로 채소를 먹기 시작할 당신은 모르겠지만, 채소를 먹기로 했을 때 가장 먼저 부딪치는 벽. 그것이 장기투자의 벽입니다.

의미를 모르겠어요. 구체적인 설명 부탁드려요.

채소 투자에 한정된 건 아니지만, 모든 일을 할 때 처음에는 새로운 결심과 도전으로 의욕이 넘치죠. 그런데 조금이라도 흥이 깨지면 그 순간 의욕을 잃게 됩니다. 흔히 작심

삼일이라고 하죠.

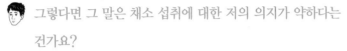 그렇다면 그 말은 채소 섭취에 대한 저의 의지가 약하다는 건가요?

아뇨. 이건 의지 문제가 아닙니다. 인간은 그런 생물이니까요. 왜 채소를 먹기로 결심했는데 쉽게 그만둘까요? 그 답은 채소의 영양소를 실감하기까지 시간차가 있기 때문이에요.

예를 들어, 채소를 먹기로 결심한 날은 채소를 먹는다는 자신의 행동만으로도 만족할 수 있을 겁니다. 그리고 이틀째는 첫날의 만족감이 유지되어 목표를 달성할 수 있죠. 그런데 같은 것을 사흘이나 하면 의욕이 꺾이게 되어 있어요. 나흘째 이후로는 의무감만으로 먹으니까 즐겁지 않고 결국에는 그만두게 되는 겁니다. 이런 흐름으로 채소에서 멀어진 사람이 정말 많아요.

맞아요. 매일 조깅하기로 결심했을 때도 그런 식으로 흐지부지 끝나요.

그럴 겁니다. 그래서 더 안타까워요. 채소는 꾸준히 섭취할수록 몸에 좋은 영향을 줍니다. 그런데 우리 신체에 미치는 채소의 영향은 덧셈 같은 형태로 나타나지 않아요. 말하자면 거듭제곱이죠!

거듭제곱. 그거 수학 시간에 배웠어요. 같은 숫자를 거듭

곱하는 거잖아요.

 채소 투자의 효과는 $2 \times 2 \times 2 \cdots$ 같은 형태로 나타나요. 채소 섭취로 인한 몸 상태의 변화를 상상해봅시다. 인간의 몸은 37조 개의 세포로 구성되어 있어요. 가령 채소를 하루 섭취하는 것으로 2개의 세포에 좋은 변화를 줬다 칩시다. 사흘 동안 채소를 먹었다면 $2 \times 2 \times 2 = 8$, 37조 개 가운데 8개의 세포만 변화하죠. 이래서는 실감할 수 없을 겁니다. 그런데 42일 동안 채소를 섭취하면, 2^{42}은 약 4조 3,980억. 무려 몸의 9분의 1이 변화하는 거예요. 이 정도 변화가 나타나면 놀라운 효과를 실감할 수 있어요.

 42일이면 6주간. 그것으로 변화하는 세포가 4조 개가 넘는다니 놀라워요.

 이건 개념적으로 그렇다는 겁니다. 그런데 실제로 채소를 섭취하는 것으로 나타나는 몸의 변화는 이런 이미지와 일치해요.

얼마간 채소를 꾸준히 섭취하면 어느 순간 '어? 왠지 몸 상태가 좋은데?' 하는 날이 옵니다. 그럼 다음 날에는 '확실히 좋아졌다!'고 느끼고, 그 다음 날에는 '몸이 젊어졌다!'는 변화를 실감하기 시작하면서 두드러진 차이를 확실히 알게 되죠.

왜 42일 동안
지속해야 할까?

 채소 투자를 몇십 년 동안 지속하다 보니 매일 젊어져서 머지않아 갓난아기가 되는 게 아닐까 걱정될 정도예요.

 하하하. 축하할 일이네요.

 거듭제곱의 효과는 한마디로 반복의 위력입니다. 다이어트도 그렇고, 뭔가를 배우는 것도 마찬가지예요. 원래 채소의 효과는 섭취하면 여기에 잘 듣는다, 저기에 효과가 있다 하는 식으로 약처럼 확실하게 효능이 발휘되는 것은 아니에요.

채소를 섭취함으로써 세포 하나하나가 건강해져 내 몸이 온전하게 기능한다면 그것이 바로 채소 섭취의 효과죠.

채소를 올바른 방법으로 꾸준히 섭취하는데도 자각할 만한 효과가 없어 고민이라면 이것만은 기억하세요. 실감하지 못해도 몸의 세포는 확실히 업그레이드되고 있다는 것을요!

업그레이드된 세포가 당신이 모르는 사이에 질병을 예방하고 노화를 늦추고, 면역력을 높여줍니다.

채소 섭취로 몸이 즉각적으로 변하진 않아요. 그러나 그 변화는 어느 날 갑자기 확실히 찾아옵니다. 이 점을 잊지 말고 장기투자에 도전해보세요.

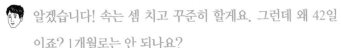 알겠습니다! 속는 셈 치고 꾸준히 할게요. 그런데 왜 42일이죠? 1개월로는 안 되나요?

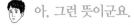 속을 일 없으니 걱정 말아요. 42일은 과학적으로도 믿을 수 있는 숫자예요.

가령, 다이어트나 영양에 관한 연구에서 동물과 인체를 대상으로 실험할 때 최소 6주, 즉 42일간의 결과를 확인합니다. 한 가지 음식을 하루 1회, 42일간 42회 섭취한 결과를 측정하거나 한 가지 운동을 하루 1회 실행해 42일 후에 결과를 봄으로써 얻은 결과가 바로 '성과'가 되는 것이죠.

아, 그런 뜻이군요.

또 42일 동안 지속하면 차츰 그 생활에 익숙해져서 채소를 먹는 것이 일상으로 자리잡게 될 거예요. 평소에는 마트에 가도 잘 들르지 않던 채소 코너로 발길이 향하는 변화도 이정도 시기부터 나타나기 시작해요. 처음에는 힘들지만 일단 42일 동안 노력해보세요. 그 시기를 넘기면 힘들지 않아요. '그러고 보니 양파가 슬슬 떨어질 것 같다'는 생각을 자연스럽게 하는 자신을 발견할 수 있을 겁니다.

알겠습니다. 42일이란 말씀이죠. 당장 오늘부터 채소를 먹기 시작해 42일 후에 확실한 결과를 내겠어요!

서두르지 마세요. 지금까지 채소를 멀리했던 사람이 의욕만 앞서 갑자기 '매일 세 끼 채소를 듬뿍 먹자!'고 한다면 좌절하기 십상이에요. 처음에는 무리하지 말고 채소가 먹고 싶지 않으면 고기를 먹어도 괜찮습니다. 지금까지의 페이스를 무리해서 깨지 않는 게 중요해요.

먼저 '채소는 맛있다'는 걸 느껴야 합니다. 이런 기분 없이 지속할 수 없어요. 나중에 맛있는 채소를 고르는 방법도 알려줄 겁니다.

다음은 꾸준한 채소 섭취로 몸의 변화가 일어난다는 것을 직접 깨닫고 믿으세요. '왠지 몸이 가볍다' '아침에 쉽게 눈이 떠진다' '피부가 좋아졌다' 등 채소를 먹으면 이런 기쁜 변화가 반드시 찾아옵니다. 이 변화를 능동적으로 의식하세요. 이런 변화는 42일 전에 느낄 수 있을 거예요.

그렇게 조금씩 건강해지는 자신과 건강의 쾌적함을 실감하면 더 이상 건강하지 않은 몸으로 돌아갈 수 없어요!

그러니까 그런 시점이 올 때까지는 무리하지 않는 것이 좋아요. 갑자기 백점 만점의 채소 투자를 하기보다는 60점, 70점이라도 좋으니까 꾸준히 해서 조금씩 100점에 다가가면 됩니다.

 알겠습니다. 무리하지 않는 것은 저의 주특기니까 서서히 조금씩 시도할게요.

채소 투자의 3대 원칙②
적립투자: 올바른 방법으로 채소 섭취하기

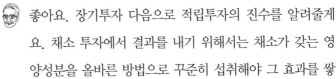

좋아요. 장기투자 다음으로 적립투자의 진수를 알려줄게요. 채소 투자에서 결과를 내기 위해서는 채소가 갖는 영양성분을 올바른 방법으로 꾸준히 섭취해야 그 효과를 쌓아나갈 수 있어요.

채소로 섭취한 영양소를 몸에 축적하는 이미지인가요?

여기가 틀리기 쉬운 부분인데, 채소에 많이 함유된 비타민 C, 비타민 B군 같은 수용성 비타민은 많이 섭취해도 소변 등을 통해 몸 밖으로 배출됩니다. 그래서 영양소를 축적할 수 없어요. 이런 영양소는 꾸준히 보충할 필요가 있죠.

네? 그럼 매일 채소를 먹어야 해요?

그래요. 갑자기 그렇게 하기는 어려울 거예요. 가령 어느 때는 기분이 내켜서 매일 균형 있게 채소를 먹다가 일이 바쁘면 그 순간 리듬이 깨져 건강하지 않은 식생활로 돌아간다든가, 일주일에 하루이틀은 집에서 식사를 해서 채소를 먹지만 다른 날은 주로 외식을 한다든가, 하루 세 끼 중 한 끼는 영양을 의식하는데 나머지 두 끼는 적당히 때우는 식이면 투자 효과가 쌓이지 않아요.

필요한 양과 질의 채소를 균형 있게 섭취한다는 원칙을 세우고 그것을 매주, 매일, 가능하면 매끼니 반복하는 것이 이상적인 채소의 적립투자예요. 그리고 최대한의 이익을 얻는 방법이고요.

그런 면에서 A씨는 채소를 보통 정도는 먹죠?

 사실 저는 지금도 채소를 꽤 먹어요. 혼자 지내서 직접 밥을 지어먹는 경우는 드물지만 아침에는 채소주스를 마시고, 점심엔 편의점에서 샐러드도 사먹거든요. 또 패스트푸드나 라면을 좋아해 자주 먹긴 하지만 두 번에 한 번은 베지터블버거나 채소가 많이 들어간 라면을 먹어요.

 흐음. 그런데 이건 뭐예요?

 아얏! 왜 남의 배를 찔러요!

몸에 차곡차곡 쌓아둔 것은
지방과 당질이었다?

 무엇보다 압도적으로 채소의 양이 부족한 것도 문제지만, 더 큰 문제는 불균형한 식사예요. 유감스럽게도 그런 식생활로 당신 몸에 적립된 것은 채소의 효과가 아니라 탄수화물과 지방이에요!

매일의 식생활에서 채소를 섭취하려는 노력은 인정합니다. 그러나 건강에 좋다고 광고하면서 '헬시라면' '헬시버거'라 불리는 음식들을 먹으면 가령 채소를 곁들여 먹는다 해도 지방과 탄수화물을 과잉 섭취하게 되죠. 따라서 그런 것들은 가끔 먹는 것이 좋아요.

 네? 좋아하는데….

 매일 적정량의 채소를 올바른 방법으로 섭취하는 건 어디까지나 최종 목표예요. 일단 지금은 정답을 기억해두세요. 자, 그럼 시작합니다.

먼저 채소주스를 알아봅시다. 채소주스를 먹는 것이 나쁘지는 않지만 구입할 때는 성분을 확인해야 해요. 대부분의 채소주스에는 '설탕·소금 무첨가'라 표시되어 있는데, 200㎖ 팩의 영양성분 표시를 보면 당질이 15g 정도 포함되어 있는 것을 흔히 볼 수 있어요.

 당질 15g? 그게 그렇게 나쁜가요?

 별것 아닌 것 같지만 몸을 생각하면 중요해요. 가령 커피에 들어가는 설탕은 백설탕인데, 백설탕의 당질은 스틱슈거 1개의 양인 3g이에요. 당질이 15g 들어 있는 채소주스의 경우 백설탕으로 말하면 스틱슈거 5개 분량이 함유되어 있는 것이죠. 당신은 커피를 마실 때 스틱슈거를 5개나 넣나요?

 아니요. 그렇게 넣으면 너무 달아요.

 맞아요. 혀에서 너무 달다고 느끼는 것은 몸에도 좋지 않아요. 당신의 식생활을 잘 살펴보면 탄수화물, 즉 당질이 많아요. 그래서 채소주스로도 당질을 섭취하면 당질 과잉이 되기 쉽죠. 그것이 배 둘레에 그대로 나타난다고 할 수 있어요. (A씨의 배를 누르며)불룩불룩.

 너무해요.

생채소를 먹는 것이
생효소 섭취는 아니다

 채소주스에 당질이 많이 들어 있는 이유는 풋내가 강한 채소만으로 주스를 만들면 아린 맛이 강하기 때문이에요. 그래서 마시기 쉽게 과일과 당도 높은 채소를 많이 사용하게 되는 거예요.

그런 까닭에 채소주스를 마셨다고 생각하지만 사실은 과일주스를 마신 것과 다르지 않은 셈인 거죠.

 앞으로는 성분 표시를 제대로 확인하고 살게요.

그럼 점심에 자주 사먹는 편의점 샐러드는 어때요? 샐러드라면 확실한 채소죠? 그것도 생채소! 가공하지 않고 생으로 먹으면 채소의 효소를 섭취할 수 있어 몸에 좋다고 하잖아요.

 그건 단순한 소문에 불과합니다.

 뭐, 뭐라고요?

 채소의 효소를 살아 있는 그대로 섭취한다는 것은 아무 의미 없는 말이에요. 채소가 위에 들어가면 효소는 완전히 파괴되기 때문에 소화·흡수·대사를 돕지 않아요. 효소는 말 그대로 제로예요!

채소를 생으로 먹는 것의 이점은 그게 아니에요. 식물이 갖는 여러 영양소를 통째로 섭취할 수 있다는 점이죠.

 아하. 그럼 효소 이야기는 소문이라 쳐도 채소의 영양소는 섭취하는 거네요.

 과연 그럴까요?

편의점 샐러드는 차아염소산나트륨(식품용 살균제)을 사용해서 자른 채소를 철저히 세척합니다. 그리고 이 약품을 씻어내기 위해서 다시 물로 여러 번 세척하죠. 그 과정에서 비타민 C 같은 수용성 비타민이 많이 손실됩니다. 그래도 먹지 않는 것보다는 먹는 게 낫긴 하죠. 아무튼 문제는 양이에요.

채소를 먹었다고
착각하게 만드는 함정

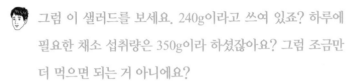 그럼 이 샐러드를 보세요. 240g이라고 쓰여 있죠? 하루에
필요한 채소 섭취량은 350g이라 하셨잖아요? 그럼 조금만
더 먹으면 되는 거 아니에요?

그거, 무슨 샐러드죠?

치킨 샐러드요.

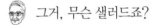 그 무게의 대부분이 치킨과 드레싱 아닐까요? 시험 삼아
치킨하고 드레싱을 빼보세요.

정말 가볍네요! 마치 솜털 같아요!

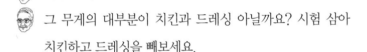 솜털처럼 가볍지는 않지만, 아무튼 생채소만으로는 놀랄
만큼 가벼워지죠. 어때요? 350g에서 멀어졌죠?

그렇네요.

사실 채소에는 많이 먹었다고 착각하게 만드는 함정이 존
재해요. 지금까지 설명했듯이 채소주스를 마셨지만 사실
은 과일주스와 다르지 않고 샐러드를 많이 먹었지만 영양
소도 양도 채우지 못하는 등, 채소를 섭취했다고 착각하게
만드는 함정은 곳곳에 있어요.

나름 채소를 충분히 먹는다고 생각했는데 전부 착각이었나

요? 그렇다면 채소를 먹는 것이 점점 더 어려워지는 건 아닐까요?

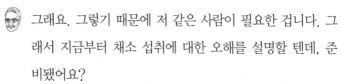

그래요. 그렇기 때문에 저 같은 사람이 필요한 겁니다. 그래서 지금부터 채소 섭취에 대한 오해를 설명할 텐데, 준비됐어요?

네. 됐습니다. 철저히 공부한 후에 제대로 먹을 거예요.

영양제가 채소를
대신할 수 없다

채소를 먹었다고 착각하게 만드는 함정 중에 먼저 영양제부터 살펴봅시다. 채소 부족을 영양제로 보충하려는 사람이 정말 많아요. 그런데 영양제를 채소 대체품으로 생각해선 안 됩니다. 엄연히 영양제와 채소는 그 역할과 성분이 다르니까요.

네? 하지만 매일 영양제를 먹는 사람이 꽤 많잖아요.

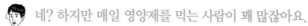

많죠. 하지만 영양제에는 식이섬유가 포함되지 않은 것이 많을 뿐더러 채소가 갖는 다양한 영양소를 한두 종류의 영양제로 보충할 수는 없어요.

예를 들어 토마토에 들어 있는 라이코펜(lycopene)은 단일 성분만 섭취해도 기본적으로 효과가 있긴 하지만 건강에는 토마토 자체로 섭취하는 것이 가장 효과가 크다는 연구 결과도 있습니다.

그것은 라이코펜 한 종류만이 아니라 토마토에 함유된, 아직 밝혀지지 않은 영양성분과 함께 상승효과를 만들어내기 때문이에요. 한마디로 채소는 통째로 먹는 것이 올바른 섭취방법입니다.

 뭐든 혼자보다는 함께해야 좋은가 봐요.

 함께하면 상승효과가 있죠.

그거, 과연 채소일까?

 다음은 우리가 알고 있는 것이 과연 채소일까 하는 문제입니다. 그것도 채소를 먹었다고 착각하게 만드는 함정이에요.

 아, 채소인 줄 알았는데 사실은 과일이더라 하는 경우 말이죠?

 그래요. 여성들이 좋아하는 아보카도를 예로 들어봅시다.

 제 여자친구도 아보카도만 먹어요.

A씨 여자친구도 채소 투자의 3대 원칙을 배울 필요가 있겠군요. 아보카도는 슈퍼푸드(영양이 풍부하고 면역력을 높인다고 알려진 식품군)라 할 만큼 강력한 항산화 작용(세포의 산화, 즉 노화를 억제하는 작용)을 하는 비타민 E와 피로회복 효과를 기대할 수 있는 비타민 B류 등, 풍부한 영양소를 갖고 있어 미용과 건강에 좋은 식재료죠. 그런데 아보카도는 과일이지 채소가 아니에요! 또 식물이지만 지방이 많은 고칼로리 과일이라는 것도 잊어선 안 됩니다.

나중에 설명할 텐데 채소라 해도 수입산만 먹거나 한 종류만 먹는 것은 올바른 채소 투자라고 할 수 없어요.

무늬만 채식파에서 벗어날 것

 마지막은 '무늬만 채식파'라는 함정입니다!

 그게 뭐죠? 처음 들어보는데요.

 그럴 거예요. 내가 방금 붙인 이름이니까요. 그런데 무늬만 채소파인 사람은 정말 많아요. 휴일에 채소를 몰아 먹어서 만회하려는 '주1회 채식파', 처음에만 채소 중심의 식생활을 하고 점점 이전과 같은 식사를 하는데도 채소를 먹기 시작했을 때의 기억만으로 채소를 먹었다고 착각하는 '과거의 영광 채식파', 기분이 내킬 때만 채소를 먹는 '기분만 채식파', 지금껏 채소를 전혀 먹지 않던 사람이 콩나물한 입 먹은 것만으로 채소를 먹었다고 착각하는 '한 입 채식파' 등.

이런 전형적인 무늬만 채식파가 되지 않기 위해서라도 채소 투자는 양과 질의 두 가지 '적립'을 잊어선 안 된다고 말하고 싶어요.

 양과 질. 알겠습니다! 가르쳐주세요, 올바른 채소 적립의 진수를!

채소의 양적 투자

 먼저 식품 분류도를 보세요! 이 그림의 카테고리3은 부요리로 분류되는 식품인데, 섭취할수록 몸에 좋은 식품, 저 베지트가 즐겨 먹는 채소류입니다.

이 카테고리의 식품은 주요 성분이 식이섬유, 비타민, 무기질로 구성된 것이 특징이에요. 이중에서 하루 350g을 목

식품 분류도

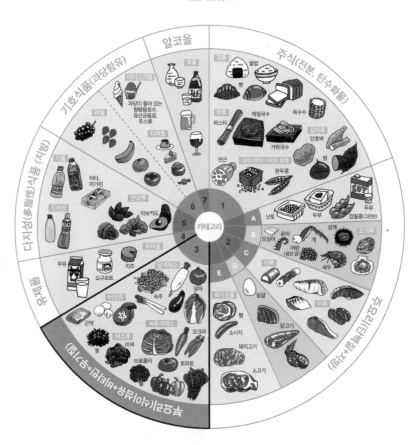

알코올

기호식품(과당함유)

다지성(多脂性)식품 (지방)

유제품

주식(전분, 탄수화물)

주요리(유류+콩류+달걀류)

부요리(수아채+버섯+해조류)

주류

아이스크림

과당이 들어 있는
청량음료수,
유산균음료,
주스류

과일

디저트

기름

버터,
마가린

견과류

드레싱

아보카도

유지류

우유

치즈

요구르트

곤약

버섯류

표고

해조류

미역

톳

브로콜리

담색채소

숙주

양파

녹황색채소

오크라

토마토

쌀밥

빵

면류

메밀국수

옥수수

파스타

가락국수

감자류

단호박

연근

대두(백태) 이외의 콩류

완두콩

밤

낫토

두부

콩질콩(그린빈)

두유

문어

오징어

성게

조개류

어란
(생선 알)

게

새우

어묵

달걀

어류

육가공품

햄

닭고기

소시지

돼지고기

소고기

6 7 1

5 **카테고리** A

4 2 B

3 C

D

E

※출처:(사)일본영양컨시어지협회

표로 섭취하세요. 부요리 카테고리의 대표적인 채소의 중량은 다음에 나오는 '채소의 중량 기준 목록'을 참고하면 됩니다.

 녹황색 채소는 알겠는데, 해조류와 버섯이 채소이고 연근은 채소가 아니라니, 엉망진창이잖아요.

 그렇죠? 하지만 영양학적 관점에서 보면 이렇게 나눕니다. 해조류와 버섯은 다양한 식이섬유가 풍부하게 들어 있어서 분류학상으로 채소예요! 게다가 해조류는 대부분 저칼로리랍니다!

또 연근을 비롯해 주식에 해당하는 채소는 비타민과 식이섬유도 있지만 그보다 탄수화물이 많아요. 즉, 부요리 카테고리 이외의 것들은 아무리 몸에 좋다 해도 과식하면 지방과 탄수화물을 많이 섭취하게 됩니다. 그래서 부요리의 채소를 먹어야 해요.

 음. 이것들을 350g 먹어야 한다니 왠지 힘들 것 같아요.

 그럴 겁니다. 그래서 기준이 되는 중량을 정리했어요. 소송채는 1단이 100g이죠? 무침이나 버터를 넣어 볶음으로 만들면 채소는 양이 줄어서 먹기 쉬워요.

 네? 조리로 양을 줄여도 돼요?

 이건 착각하기 쉬운 부분인데, 350g이란 생채소의 중량입니다. 따라서 채소를 조리해서 먹으면 350g은 절대 먹기

채소의 중량 기준 목록

녹황색채소

아스파라거스	1대	20g
소송채	1단	100g
토마토	1개	150~200g
당근	1㎝	10g

담색채소

순무	1개	80g
양배추	1장	50g
양파	1개	200g
숙주	1봉	250g

버섯류

팽이버섯	1봉	100g
표고버섯	1개	10g

해조류

자른 미역	1작은술	1g (불리면 약 12배의 중량)
말린 톳	1작은술	6g (불리면 약 4배의 중량)

힘든 양이 아니에요.

그렇다고 같은 채소만 먹는 것은 좋지 않아요. 영양 균형을 위해 골고루 먹어야죠.

아하. 버섯과 시금치를 250g 볶고, 거기에 토마토와 오이를 곁들이면 350g이 될 것 같아요!

그래요. 갑자기 350g을 먹으라고 하면 많다고 느끼는데, 그건 샐러드를 떠올리기 때문이에요. 잎채소 350g은 확실히 먹기 힘들죠. 그러나 조리하면 의외로 쉽게 먹을 수 있어요.

네, 알겠습니다! 그럼 마트에 다녀올게요.

기다려요. 아직 내 이야기가 끝나지 않았어요. 채소는 양뿐 아니라 질도 중요해요.

채소의 질적 투자

질이라고요? 설마 쥐꼬리만한 월급을 받는 제게 특정 품종이나 산지를 지정해 뛰어난 품질의 채소를 상품화한 브랜드 채소를 사라는 말씀은 아니죠?

안심하세요. 질 좋은 채소는 가까이에도 있어요. 채소 투자를 하는 이유는 채소를 맛있게 먹어서 채소가 갖는 영양소를 최대한 받아들여 아름다움과 건강, 나아가 행복이라는 이익을 얻는 겁니다.

그래서 가능한 한 영양소가 풍부한 채소를 영양소를 줄이지 않고 먹는다, 농약처럼 몸에 유해한 것이 묻은 채소는 고르지 않는다는 원칙이 채소 투자의 질을 높이는 기본이에요. 그 원칙을 달성하기 위해 중요하게 염두에 둬야 할 것이 장보기 요령입니다!

먼저 채소 투자의 질을 떨어뜨리는 피해야 할 채소에 대해 이야기해보죠. A씨는 채소를 살 때 중시하는 포인트, 즉 채소를 고르는 기준은 뭔가요?

 그야 가격이죠. 할인하는 것이 있으면 사게 돼요. 호박처럼 잘 아는 채소를 할인하면 흥분해서 사버리죠.

 빵점이네요. 그런 식으로 채소를 고르면 아무리 많은 양을 먹어도 투자라고 할 수 없어요. 브랜드 채소까지는 아니어도 제대로 채소에 투자해야 합니다. 채소의 질을 생각했을 때, 가장 먼저 살펴봐야 하는 것이 산지와 신선도예요. 당신처럼 값싼 채소에 눈이 가는 사람은 산지에 주목하는 것이 좋아요. 혹시 그 채소, 수입산 아니었나요?

 그러고 보니 비싼 마늘과 싼 마늘이 있었는데 싼 것은 중국산이었어요. 하지만 그때는 중국산을 골라요. 국산 마늘은 비싸니까.

 그 마음은 알겠는데, 투자인 이상 돈도 어느 정도 써야 합니다. 수입산의 경우 외국에서 들여오는데 왜 상처 하나 없을까요? 왜 수송비나 관세가 드는데 국산보다 저렴하게 팔 수 있을까요? 그 문제에 대해 생각해볼 필요가 있어요.

값싼 채소를 선택하는 리스크
수입산의 포스트 하비스트

 요즘은 신선도를 유지하는 기술도 좋아졌고 현지의 인건비나 땅값이 싸니까 그런 것 아닐까요?

 원가로 말하면 그게 정답입니다. 그런데 신선도 유지 기술에 대해서는 짚고 넘어가야 할 것 같군요. 수입산 농산물은 운송 중에 곰팡이가 피거나 벌레 먹지 않도록 수확한 후에 방부제 등의 농약을 쳐요. 그래서 수입산인데도 마치 가까운 밭에서 수확한 것처럼 말끔한 외형을 유지할 수 있는 거죠.

 그런데 농약이라고는 해도 인체에 영향을 주는 것은 금지되어 있잖아요.

그건 국내 이야기죠. 국내에서는 사용이 금지되어 있는 약
품도 수입산 농산물의 경우 수확 후에 식품첨가물로 사용
되기도 해요. 이것을 포스트 하비스트(post harvest, 수확 후)
라고 해요.

 세상에! 그래도 되는 거예요?

 안타깝지만 사실입니다. 그게 다가 아니에요. 밀이나 콩처
럼 가공용 식재의 원재료에도 농약을 쳐요. 우리 식탁에는
빵이나 면류가 일상적으로 오르는데, 그 원료가 되는 밀가
루의 약 90%가 수입산이에요(한국은 쌀을 제외한 거의 모든
주요 곡물을 수입하고 있다. 밀과 옥수수의 국내 자급률은 1%에
미치지 못하고 콩도 8% 미만이다).

 왠지 무서워졌어요.

 일본의 경우 빠지지 않고 거의 매일 식탁에 오르는 낫토나
두부의 재료가 되는 콩도 70% 이상이 수입산이에요. 채소
주스의 원료가 되는 채소도 수입산이 많이 사용되고요. 식
품 하나하나의 잔류농약은 허용 기준치보다 낮아도 그것이
쌓이면 어떻게 될까요?

현대인의 식습관을 보면 포스트 하비스트에 노출된 수입산
식재를 먹을 기회가 옛날보다 크게 늘었어요. 특히 외식과
테이크아웃 도시락의 경우, 그것을 제공하는 식품업체는
비용 절감을 위해 필연적으로 저렴한 수입산 재료를 사용

하게 되죠. 그 영향이 사회 전체에 미치기 시작했어요..

설마, 내가 좋아하는 라면에 사용되는 채소도 그렇겠군요. 그런데 어떤 영향이 미치기 시작한 거죠?

현대인의 건강을 좀먹는 화학물질

왜 농약 등의 화학물질을 피하는 것이 좋을까요? 당연히 환경과 인체에 나쁜 영향을 미치기 때문입니다. 국내외에서 농약과 화학물질이 어린이의 신경계 발달과 작용에 해를 미치고 지능지수(IQ)를 저하시킨다는 우려의 목소리가 나오고 있어요. 또 그것이 원인이 되어 자폐증이 급증한다는 지적이 있는가 하면, 파킨슨병을 일으키기 쉽다는 보고도 여러 차례 나왔고요.

일반적으로 알기 쉬운 예는 알레르기예요. 젊은 세대는 모를 수 있는데, 제 또래나 조금 아래 세대에서는 어린 시절에 알레르기를 가진 아이가 거의 없었어요.

그런데 후생노동성이 정리한 2011년 보고서 『알레르기 질환의 현상 등』을 보면, "일본 전체 인구의 약 2명 중 한 명이 어떤 알레르기 질환을 갖고 있고 확산 속도가 급속히 증가하고 있다. …이런 경향은 특히 젊은 층에서 현저하다"고 지적하고 있어요.

 어릴 적에 남동생은 밀가루 알레르기, 저는 천식이 있었어요. 부모님이나 조부모님은 그런 질환이 없었는데 말이죠. 젊은 층의 알레르기 증상이 늘고 있다는 건 저도 실감할 수 있어요.

또 하버드 T.H. 챈 공중보건대학원 연구에 따르면 잔류농약이 많은 채소를 먹으면 남성의 정자수가 반감한다는 것도 확인됐어요. 난임 치료를 선택하는 부부가 증가하고 있는데 후생노동성의 2021년 자료에 따르면 부부 5.5쌍 가운데 한 쌍이 실제로 난임 검사나 치료를 받았다고 되어 있어요('불임'은 임신을 할 수 없는 정확한 이유가 있어 임신이 되지 않는 것, '난임'은 생물학적으로 임신이 가능한 상태임에도 임신이 되지 않는 경우다. 한국의 건강보험심사평가원에 따르면 난임 환자 수는 2017년 20만 8,704명에서 2018년 22만 9,460명, 2019년 23만 802명으로 연평균 5%씩 증가하고 있다. 기혼 인구의 10~15%가 난임을 경험하고 있는 것으로 나타났다).

물론 알레르기와 불임 및 난임의 가장 큰 원인이 농약 때문만이라고는 할 수 없어요. 그러나 식품 외에도 세제, 화장품 등 우리 주변에서 화학물질은 빼놓을 수 없는 존재가 되었고, 결벽증이라 할 만큼 청결한 생활로 우리 신체는 유해한 물질로부터 몸을 지키는 내성이 점점 약해져버렸어요. 그로 인해 옛날에는 드물었던 증상이 많이 보고되고 있죠. 말하자면 현대는 화학물질이 적립되는 사회인 셈이에요. 실제로 화학물질의 만연과 이런 증상들의 증가에는 부정할 수 없는 상관관계가 있다고 할 수 있어요.

단, 농약이든 화학물질이든 그 존재 자체가 나쁜 것은 아니에요. 옛날에는 농약의 해로움에 대한 우려보다 국민들을 배고프지 않게 하는 것이 중요했거든요. 그래서 생산성을 높이는 농약은 큰 도움이 되었죠.

그러나 지금은 농업 생산량을 충분히 확보할 수 있는 시대예요. 그런데도 벌레 먹는 것을 막고 모양을 유지하기 위해 농약을 살포하고 저렴함을 우선시하는 수입산에는 방부제가 사용되고 있어요. 이제는 그것들을 사용함으로써 발생하는 문제점과 단점에도 주목해야 할 때가 왔다고 생각해요.

말씀을 듣고 보니 정말 그렇네요. 저도 농산물을 고를 때 조심해야겠어요. 이 사안은 언젠가 결혼해 아기가 태어나면 더욱 진지하게 생각해봐야 할 주제예요.

맞아요. 하지만 농약 자체를 나쁘다고 단정지어선 안 돼요. 농약을 사용하는 농부나 생산자 입장에서는 '모양이 예

쓰지 않으면 소비자가 사지 않는다'는 절실한 사정이 있거든요. 모든 현상은 서로 연결되어 있어요. 이런 관계를 고려하지 않고 선악을 가리면 살기 힘든 세상이 될 뿐입니다.

신선하고 영양가 높은 국산 채소를 고르자

지금은 농약에 의존하지 않아도 채소를 유통할 수 있는 시대인 만큼 무엇보다 건강을 중요하게 생각할 필요가 있어요. 안전뿐 아니라 영양가와 안심감이라는 측면을 고려하면 역시 국산 채소가 우수하죠. 특히 수입산과 비교했을 때 주목해야 할 것은 신선도입니다.

수입산은 수확부터 상점에 진열되기까지 어느 정도의 시간이 걸리나요?

수입산 채소는 대개 배나 비행기로 운송하는데, 수확부터 국내에 도착하기까지 비행기의 경우는 하루 이틀, 배는 수 주일이 걸려요. 거기서 다시 유통시장과 국내 수송을 거쳐 가게에 진열되기까지 3, 4주일이 걸리기도 하죠.

수확 후 4주요? 그런데도 겉모양은 멀쩡하잖아요.

그것이 농약과 방부제, 냉장의 효과예요. 그러나 아무리 겉은 깨끗해도 운송 과정에서 신선도며 영양가는 당연히 떨어지죠. 또 영양가가 낮은 채소는 맛도 덜해요. 이것이 바로 수입산이 저렴한 이유예요. 수입산 채소를 구입하면 충분한 영양가를 얻지 못하는 데다 건강에 해를 미칠 수 있고 맛도 덜하니까 채소를 싫어하게 되는 겁니다. 한마디로 악순환에 빠지는 거죠.

 아, 그렇군요.

 게다가 운송비 등 국내에서 거래될 때까지 이런저런 비용이 드는데도 국산보다 가격이 저렴해요. 이 가격을 맞추기 위해 어떤 방식으로 재배되었을지 상상하면 불안하지 않아요? 우리 주위에는 저렴한 수입산 식품이 넘쳐나는데 그것들이 어떤 경로를 거쳐 우리 입에 들어오는지, 그것이 우리 모두에게 어떤 영향을 미칠지 꼭 생각해봐야 해요. 그럼 답은 국내산 채소가 되겠죠.

 조금 비싸도 안심할 수 있는 국내산 채소를 선택하는 것, 그게 바로 채소 투자군요!

 그래요. 단순히 채소를 먹는 것이 투자는 아니에요. 거기에 자금을 들여야 투자죠.

 자금에 여유가 있으면 보다 질 좋은 유기농 채소를 고르는 게 낫다는 말씀이시군요. 자주 가는 마트에 유기농 채소 코너가 있어도 가격이 상대적으로 비싸서 발길이 가지 않았는데 여유가 있을 때는 그쪽도 가봐야겠어요.

유기농 채소는 정말 선택할 가치가 있을까?

🧑‍🦳 유기농 채소라…. 뭐, 나쁘지는 않아요. 그럼 유기농 채소 이야기를 해봅시다. 유기농 채소는 농약을 뿌리지 않고 품을 들여 퇴비 같은 천연비료로 재배하니까 값이 비쌀 거라는 것은 충분히 예상할 수 있을 거예요.

🧑 네, 그래서 건강에도 좋고 영양가도 높을 것 같아요.

🧑‍🦳 맞아요. 먼저 유기농 채소가 무엇인지부터 설명하죠. 유기농 채소란 농약과 화학비료를 쓰지 않아서 환경에 부담을 줄이는 방법으로 재배되는 농산물입니다. 참고로 유기 농산물 외에 유기 축산물과 그것을 원료로 한 유기 가공식품을 한데 모아서 유기 식품이라고 하죠(한국의 친환경 축산물에는 유기 축산물과 무항생제 축산물이 있다. 유기 축산물은 유기 농산물의 재배·생산 기준에 맞게 생산된 유기 사료를 급여하면서 인증기준을 지켜 생산한 축산물이다. 무항생제 축산물은 항

생제·합성항균제·호르몬제가 첨가되지 않은 일반 사료를 급여하면서 인증 기준을 지켜 생산한 축산물을 말한다).

일본의 경우 유기농 채소로 팔리는 채소는 농림수산성에서 지정한 '등록인정기관'에서 일정 기준을 만족하는지 검사합니다. 이 기준을 만족하면 유기JAS(Japanese Agricultural Standard, 일본농림규격) 마크를 붙여 판매할 수 있어요. 일본에서 유기농 채소라고 하면 이 마크가 붙은 것들만을 의미해요.

(한국의 경우 정부가 지정한 전문인증기관이 엄격한 기준으로 선별·검사하여 화학 물질을 사용하지 않거나 사용을 최소화한 건강한 환경에서 생산한 농축산물임을 인증해주는 친환경농축산물인증제도가 있다. 유기 농산물·유기 축산물·무농약 농산물·무항생제 축산물 인증으로 구분되며 인증표시는 초록색 사각형 안에 해당 농축산물 글자로 되어 있다.)

 그렇군요. 국가가 인정하는 마크가 있으면 농약과 화학비료는 사용하지 않은 안전한 채소라는 의미네요.

 그렇죠. 국산 농산물에 사용되는 농약은 안전 기준을 통과한 것들입니다. 그러나 지금은 문제없어도 장래에 위험한 것으로 분류되어 금지될 가능성이 있어요. 그런 의미에서 가능한 한 농약과 화학물질을 사용하지 않은 채소를 섭취하는 것이 채소 투자의 질을 높이는 것이라 할 수 있죠. 따라서 유기농이라는 안심감에 투자하고 싶은 사람은 유기농을 고르면 됩니다.

아까부터 자꾸 말을 돌리는 걸 보니 뭔가 하고 싶은 말을 숨기시는 것 같아요.

채소 고르기에 빵점인 당신 입에서 그런 예리한 지적이 나올 줄이야. 하하하.

먼저 유기농이라는 이름을 붙이지는 않았지만 화학물질을 전혀 사용하지 않은 농가도 많다는 것을 알았으면 좋겠어요. 허브를 사용한 제충(除蟲)처럼 인체와 환경에 해를 주지 않으면서도 농약을 대신하는 방법도 있어요. 이런 농법은 유기JAS 마크는 받을 수 없지만 엄연한 무농약 채소죠. 제가 보기에 일본 농가의 윤리 의식은 높은 편입니다. 그래서 유기농 채소에 얽매이지 않고 국산에 신선도가 좋은 채소라면 질적인 면에서는 문제없을 거예요.

그러고 보니 친구가 시골 아침 장에서 채소를 산 적이 있는데 그 맛에 감동했다고 해요. "유기농 그런 거 상관없어. 신선도야 신선도"라며 강조한 말이 사실이었군요.

그렇게까지 유기농을 적대시할 필요는 없어요. 유기농 채소가 갖는 안정성에 대한 신뢰는 확실합니다. 신선도가 좋은 채소가 맛있다는 데는 완전 동의하지만요. 내친김에 채소의 맛에 대해 한마디한다면 채소의 영양분과 맛은 땅이 기름지고 기후가 알맞아야 얻을 수 있어요. 아무리 유기농 농법으로 재배했어도 땅이 비옥하지 않거나 수확 시기가 제철이 아니면 영양가도 맛도 떨어지죠. 맛과 영양가는 비옥한 토양 만들기에서부터 시작되고, 재배법에 달렸다고 할 수 있어요. 아무리 명문가 출신이라도 구제불능인 인간이 있는 것과 똑같아요!

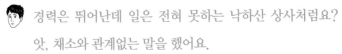 경력은 뛰어난데 일은 전혀 못하는 낙하산 상사처럼요? 앗, 채소와 관계없는 말을 했어요.

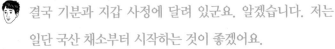 채소도 사람도 같은 생물이니까 괜찮아요. 앞으로 적극적으로 채소 투자를 하면 인생 자체가 좋은 방향으로 바뀔 수 있어요. 그렇게 되면 지금처럼 답답한 마음이나 불만도 느끼지 않게 될 겁니다.

자, 다시 본론으로 돌아가서 국산 채소라면 틀림없이 맛있게 먹을 수 있을 거예요. 채소의 질을 확보할 수 있으니까요. 다만 거기에 안정성까지 원한다면 유기농 채소라는 선택지도 있다는 얘기죠.

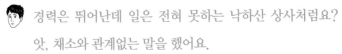 결국 기분과 지갑 사정에 달려 있군요. 알겠습니다. 저는 일단 국산 채소부터 시작하는 것이 좋겠어요.

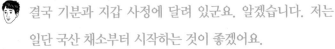 그래요. 몸에 대한 투자라는 측면에서 생각하면 사야 할 채소는 국산입니다. 하지만 무조건 국산이 좋은 것은 아니에요. 투자라면 신용할 수 있는 투자신탁에 돈을 맡기는

방법도 있지만, 채소의 경우 그건 할 수 없으니 스스로 거래 종목을 선택해야 합니다.

다음은 채소의 종목을 고르는 방법에 대해 알아보죠.

싸고 질 좋은 채소를 얻는 방법
신선도와 제철에 주목하라

 채소의 종목. 왠지 본격적인 투자 이야기 같아요.

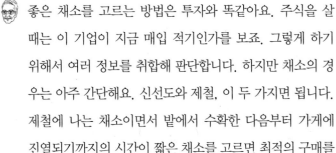 좋은 채소를 고르는 방법은 투자와 똑같아요. 주식을 살 때는 이 기업이 지금 매입 적기인가를 보죠. 그렇게 하기 위해서 여러 정보를 취합해 판단합니다. 하지만 채소의 경우는 아주 간단해요. 신선도와 제철, 이 두 가지면 됩니다. 제철에 나는 채소이면서 밭에서 수확한 다음부터 가게에 진열되기까지의 시간이 짧은 채소를 고르면 최적의 구매를 실천할 수 있어요.

 제철은 알겠는데, 시간은 어떻게 알 수 있죠?

 맞아요, 제철은 알기 쉽죠. 스마트폰 하나로 충분히 알아볼 수 있으니까. 시간은 마트에 물건이 진열되는 기간으로 알 수 있는데 대개 1주일 전후가 기본이에요. 그런데 대부분의 채소는 밭에서 수확한 그 순간부터 신선도가 점점 떨어져요. 특히 시금치나 쑥갓 등의 잎채류는 현저하게 떨어지죠. 수확 후 상온에서 24시간 방치하면 비타민 C가 30~60% 손실됩니다. 다시 수일이 지나면 영양소는 더욱 감소해서 4일 동안 실온에 방치하면 엽산이 대부분 손실되죠. 말하자면 채소 투자를 할 때는 신선도를 고집하는 것이 중요해요. 그럼 어떻게 해야 신선도를 가려낼 수 있을까요? 답은 바로 발품을 들이는 겁니다!

 발품이요?

 자신이 발로 뛰어다니며 직접 알아보는 거예요. 지방이라면 밭에서 아침 일찍 수확한 산지직송 채소를 파는 곳도 있어요. 그런 곳을 찾아가서 사면 됩니다. 모양이 조금 찌그러지거나 몇 군데 상한 데가 있어도 대부분 신선도는 뛰어나니 걱정 말고 사세요.

도시의 경우 자신의 생활권 내에 있는 마트들을 돌며 채소 코너를 확인하면 됩니다. 마트마다 판매하는 채소의 종류나 관리법이 달라서 꽤 재미있어요. 온도 관리는 얼마나 철저히 하는지, 시든 채소를 언제까지 판매대에 진열하는지, 빨리 마르는 채소는 얼마 동안 냉장 칸에 들어 있는지 등등 확인해야 할 항목은 많아요. 관리 방법은 결국 맛과 직결되기 때문에 채소 투자를 시작한 뒤 채소에 익숙해지면 채소를 어떻게 관리해야 할지 저절로 보일 겁니다.

익숙해져야 보인다…. 기왕 하는 거 처음부터 신선한 채소를 고르고 싶은데요.

그렇다면 직접 농사지은 생산자를 확인할 수 있는 채소를 파는 마트도 많으니까 그런 곳을 가보는 게 좋겠죠. 최근에는 산지에서 직송된 채소를 파는 상점도 늘고 있어요. 또 백화점의 식품관이나 고급 슈퍼마켓(유기농 식재료부터 일반 슈퍼마켓에서는 볼 수 없는 세계적 식재료까지 엄선된 식자재를 파는 마켓)에서도 살 수 있어요. 그곳에서 파는 채소들은 양파나 마늘처럼 친숙한 채소도 꽤 값이 나가요. 하지만 그만큼 신선하죠.

고급 마트는 저와 인연이 없는 곳이에요.

내가 말하고 싶은 것은 '채소 투자'예요. 투자란 투자한 금액 이상의 이익을 생각해서 돈을 쓰는 것입니다. 분명히 말하죠. A씨 당신은 자신을 쥐꼬리만한 봉급을 받는 가난뱅이라 생각하는 모양인데 그건 아닙니다.

아니, 맞아요. 솔직히 말할게요. 제 월급이 세금을 공제하면 150만 원 정도예요. 거기서 월세 60만 원, 광열비 20만 원, 통신비 10만 원, 교제비 30만 원, 그리고 헬스장 비용 10만 원이 매달 지출되고 나면 남는 건 20만 원뿐이에요. 식비로 매달 20만 원밖에 쓸 수 없다고요! 그러니 어떻게 비싼 채소를 살 수 있겠어요?

 당신은 채소 투자가 아니라 투자 자체를 모르는군요. 당신 같은 사람이 투자할 때 가장 먼저 해야 할 것은 자신의 생활을 재점검하는 겁니다.

도시에서 월세 60만 원은 어쩔 수 없지만, 광열비·통신비·교제비는 조금 조종해볼 수 있어요. 꼼꼼히 들여다보면 10만 원은 여유가 생길 겁니다. 자본 투자에서 10만 원은 적은 액수지만 1인 가구의 채소 투자라면 매달 10만 원으로 충분해요. 매달 10만 원 투자로 활력과 총명한 두뇌와 건강을 가질 수 있다면 채소 투자만큼 이익이 큰 투자는 없다고 단언할 수 있어요.

또 식생활이 충실하면 가난하다는 기분도 사라질 겁니다.

채소의 신선도를
유지하는 방법

 알겠습니다. 그러고 보니 스마트폰도 비싼 요금제로 쓰고 있고 확실히 낭비하는 부분이 있긴 해요. 이번 일을 계기로 하나하나 점검해봐야겠어요.

그런데 부디 '하지 않으면 안 된다'는 의무감으로 시도하지는 마세요. 고급 슈퍼마켓도 여자친구와 데이트하는 기분으로 둘러보면서 언제나 즐거움을 잊지 말았으면 해요.

신선도에 대해서는 아직 할 말이 많아요. 다음은 구입 후 신선도를 유지하는 방법에 대해 알아봅시다!

바나나는 매달아서 보관하는 것이 좋다, 채소는 물기를 제거하고 보관해야 한다 등 말이죠? 채소마다 보관방법이 다르면 왠지 귀찮을 것 같은데, 사서 그대로 냉장고에 넣어두면 되지 않나요?

그날 사용할 만큼만 산다면 먹기 전까지 냉장고에 넣어두면 됩니다. 8~10℃ 정도로 냉장 보존된 경우는 영양분 손실을 막을 수 있어요. 신선한 채소를 구입하자마자 냉장고에 보관했다가 그날 먹는 것이 영양소를 효율적으로 섭취하는 가장 좋은 방법이죠. 애써 채소를 사왔는데 신선도를 유지하지 못하면 본전도 못 찾는 셈이잖아요. 단, 채소 투자를 시작하면 알겠지만 그런 생활은 거의 불가능합니다. 게다가 신선도가 떨어지면 세균도 점점 증식하죠. 같이 넣어둔 다른 채소에까지 세균이 번식해버려요.

오래된 채소는 식중독의 원인이 되기도 합니다. 건강해지려고 채소 투자를 시작했는데 채소 때문에 병이 나면 그것이야말로 본말전도라 할 수 있죠. 그렇게 되지 않기 위해서도 채소를 사는 것뿐 아니라 보관방법에도 주의를 기울여야 해요.

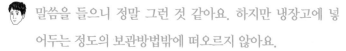말씀을 들으니 정말 그런 것 같아요. 하지만 냉장고에 넣어두는 정도의 보관방법밖에 떠오르지 않아요.

무조건 냉장고에 보관한다고 좋은 것은 아니에요. 흙이 묻은 우엉과 양파 등은 냉장 보관보다는 신문지에 싸서 서늘하고 어두운 곳에 두는 것이 좋아요.

걱정 마세요! 제 방의 미니 냉장고에는 채소를 많이 넣어둘 공간이 없으니까.

냉장고의 용량이 작으면 냉장 보관해야 하는 채소와 보관하지 않아도 되는 채소를 잘 구별해서 채소를 사야겠지요. 그런 구별법을 하나하나 알아가는 것도 채소 투자의 즐거움 중 하나예요. 한마디로 냉장 보관도 머리를 써야 한다는 얘기예요.

엽채류와 근채류에는 생장점이 있어요. 양배추에는 가운데 심이, 무와 당근에는 이파리가 자라는 끝부분이 생장점인데, 수확 후에도 그 생장점에서 뿌리나 이파리를 자라게 해 양분을 써버리죠. 그걸 막기 위해 심을 도려내거나 이파리가 자라는 끝부분을 잘라내어 생장점을 제거하면 영양가가 오래 유지돼요.

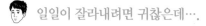일일이 잘라내려면 귀찮은데….

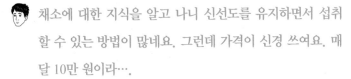

채소를 사서 자주 요리를 해먹다 보면 부엌칼 다루는 것이 익숙해져요. 그러다 보면 생장점을 제거하는 것쯤은 아무것도 아니에요. 한 개당 5초면 끝날 테니까요.

막연히 귀찮을 거라 상상하지만 실제로 해보면 별거 아닌 경우가 흔해요. 해봤는데 그래도 귀찮으면 비교적 영양가가 오래 가는 무나 순무 같은 근채류를 나중에 먹는 식으로 궁리해보세요. 토마토는 바로 먹을 게 아니면 살 때 완숙 토마토 대신 약간 단단한 것을 골라 집에서 며칠 숙성시켜 먹어도 됩니다.

채소에 대한 지식을 알고 나니 신선도를 유지하면서 섭취할 수 있는 방법이 많네요. 그런데 가격이 신경 쓰여요. 매달 10만 원이라….

그렇다면 B급 채소를 구입해보는 것은 어때요?

현명한 채소 투자, B급 채소에 주목하자

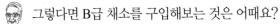

B급 채소요? 본가에 가면 가끔 근처 도로 휴게소에서 구부러진 오이나 상처 난 가지 등을 파는 것을 봤어요.

맞아요. 유통 규격에서 등급 외로 분류된 B급 채소는 마트의 세일 코너에 진열되어 있지만 신선도가 떨어져 폐기 직전의 채소와 달리 영양가나 맛은 아무 문제 없어요. 단지 모양이나 크기 등 외관상의 이유로 상품성이 떨어지는 채소들이에요. 대부분 그런 채소들은 폐기되는데 너무 아깝죠.

그 말씀에 적극 동의합니다! 겉모습으로 판단하면 안 되는 거잖아요. 제 상사도 사람의 배를 보고 "자네, 일은 잘 못하지?"라는 말이나 하고….

당신이 능력 있는 사람인지 아닌지 나는 판단할 수 없지만, 겉모양이 좋다고 맛이나 영양가가 뛰어난 것은 아니에요. B급 채소는 당신이 말한 대로 도로 휴게소나 지역 농민과 상생하는 지역밀착형 채소 가게에서 저렴하게 팔아요. 도시에 사는 사람도 그런 채소들을 살 수 있어요. 요즘이 어떤 세상입니까. 인터넷이나 플리마켓 사이트를 활용하면 농가에서 직접 살 수 있어요.

B급 채소를 구입하면 식비를 줄일 수 있고 버려지는 채소도 줄여 환경을 보호할 수 있으니 일석이조인 셈이죠. 농가의 수입원이 될뿐더러 환경을 보호한다는 의미에서 자신도 행복해질 수 있잖아요. 이것도 채소 투자의 의미 있는 이익 중 하나가 아닐까요?

맞아요. 지금까지 채소는 집 주변 마트에서만 샀는데 다른 방법으로도 구입해봐야겠어요.

 세상에는 좋은 채소를 소비자에게 제공하기 위해 밤낮을 가리지 않고 일하는 순수한 채소인이 의외로 많습니다. 그런 사람들은 같은 채소인을 좋아하죠. 그래서 당신이 채소를 좋아하는 채소인이 되면 저절로 그런 사람을 발견할 수 있어요. 그런 사람들의 힘을 빌리면 채소 투자의 질을 높이는 데 도움이 됩니다.

채소 투자의 3대 원칙③

분산투자: 균형적인 영양소 섭취로 이익을 극대화

 드디어 채소 투자 3대 원칙의 마지막 분산투자에 대해 알아볼 차례예요. 금융에서 말하는 분산투자는 투자할 자산, 지역, 업종 등을 여러 개로 나누는 것을 말합니다. 한 가지 종목이 폭락해도 다른 우량 종목으로 보완함으로써 리스크(위험)를 관리하는 것이죠. 한 가지 종목에만 투자하면 전체의 균형이 깨지고 자산도 위험해집니다.

 말 그대로 투자처를 나누는 거로군요. 이걸 채소에 적용하라는 말씀이죠?

맞아요. 여러 종류의 채소를 골고루 먹어서 섭취할 수 있는 영양소를 분산시키는 겁니다! 영양적으로 균형 잡힌 식사가 중요하다는 얘기 들어본 적 있죠?

네, 초등학생 때부터 밥이랑 면만 먹어서 부모님과 선생님께 잔소리를 들었어요.

모든 식사뿐 아니라 채소라는 범주 중에서도 여러 종류의 채소를 먹자는 겁니다.

앗! 탄수화물은 밥, 빵, 면을 골고루 먹으라는 말은 없었는데, 그냥 채소면 되는 거 아니에요?

아닙니다. 다양한 종류의 채소를 맛있게 먹어야 건강하고 활력 넘치는 몸과 뇌, 그리고 정신을 유지할 수 있어요.

다양한 종류라면 비타민·무기질·식이섬유 그것이 채소의 전부 아닌가요?

아니에요! 당신은 아직 채소의 심오함을 모르는군요. 왜 여러 종류의 채소를 섭취해야 하는지 지금부터 그 이유를 설명하죠. 금융 분야에서는 위험을 줄이기 위해 분산투자를 하지만, 채소의 경우에는 이익을 늘리기 위해 분산투자를 한다는 것을 잊지 마세요.

알겠습니다! 지금까지 설명해주신 것만으로도 채소에 투자할 이유가 충분하네요. 꼭 채소에 투자할 거예요. 암요, 하고말고요!

5대 영양소를
골고루 섭취해야 하는 이유

 먼저, 음식 전반에 대해 생각해봅시다. 돈을 분산투자 하는 이점에 대해서 말했는데, 인간이 먹는 음식도 마찬가지예요. 음식을 몸에 투자한다고 생각하면 매일 먹는 음식도 치우침 없이 골고루 섭취할 필요가 있죠. 채소 이외의 식품에도 분산투자 하면 놀랄 정도로 채소의 효과를 실감할 수 있을 겁니다.

 그것으로 여러 종류의 영양소를 섭취할 수 있다는 말씀이군요.

 그래요. 심신의 건강을 위해 절대 빼놓을 수 없는 전제 조건이 식사를 통한 영양소 섭취입니다. 질병 때문에 식사요법을 해야 하거나 동물실험을 할 때도 일단은 기본적인 식단을 갖춘 후에 투약을 해요. 그래야 비로소 약의 효과가 나타나거든요. 채소 투자에서도 마찬가지예요. 인간이 생명활동을 유지하기 위해 필요한 5대 영양소에 대해서는 학교에서 배웠죠?

 네, 탄수화물·단백질·지방·비타민·무기질입니다.

 맞아요. 5대 영양소를 골고루 섭취해야 비로소 몸은 정상적으로 기능합니다. 흔히 '영양'과 '영양소'를 혼동하는데, 이 둘의 의미는 달라요.

인간이 살아가는 데 필요한 성분을 음식으로 먹어서 소화·흡수하고 필요 없는 성분은 배출하는 일련의 흐름을 영양이라고 합니다. 그것으로 세포가 새로 만들어지고 생명과 활력을 유지할 수 있죠.

영양소는 그 원천이 되는 성분이에요. 먼저 단백질은 우리 몸의 세포를 구성하고 호르몬과 효소를 합성하며 근육을 만드는 역할을 하죠. 또 우리 몸의 주요 에너지원인 탄수화물은 일상생활의 활동 에너지뿐 아니라 뇌 기능을 수행하는 데도 필요한 영양소예요. 그리고 지방은 장기 보호, 체온 유지, 에너지 저장의 역할을 하고요. 이들은 특히 많이 섭취할 필요가 있기 때문에 3대 영양소라 하고, 3대 영양소가 제 기능을 하도록 보조 역할을 하는 것이 비타민과 무기질이에요. 이 다섯 가지를 5대 영양소라고 합니다.

 각자 전문 분야가 나뉘어 있군요. 악당과 싸우는 '비밀전대 고레인저' 속 5명의 용사들처럼요(일본 드라마 '비밀전대 고레인저'는 1975년 일본에서 시작된 슈퍼전대 시리즈 첫 작품으로 5명의 전사가 악에 대항해 싸우는 내용임).

 오래전에 유행했던 드라마예요. 비유 대상이 조금 진부하지 않아요?

단백질로
필수아미노산 챙기기

 먼저 단백질부터 시작합시다. 단백질은 신체의 모든 세포에 존재하며 그 종류가 매우 다양하여 세포에서만 수백 가지 단백질이 합성돼요. 우리가 고기나 생선 등의 단백질을 섭취하면 몸 안에서 아미노산으로 분해되고 그것이 유전자에 새겨진 설계도에 따라 재합성됩니다. 신기하게도 그것에 의해 근육과 피부와 호르몬이 만들어지죠. 즉, 몸을 형성하는 여러 조직과 성분은 전부 우리가 섭취한 단백질을 재구성해 만들어지는 겁니다!

인체를 만드는 데 필요한 아미노산은 스무 종류인데, 체내에서 합성되지 않는 것이 아홉 종류예요. 이런 아미노산을 '필수 아미노산'이라 하고 음식으로 섭취하는 수밖에 없어요. 그리고 이 아홉 종류 가운데 한 가지라도 부족하면 몸 안에서 단백질을 충분히 합성하지 못해 신체에 부정적인 영향을 끼칩니다. 그래서 음식을 골고루 먹어 다양한 아미노산을 섭취해야 할 필요가 있는 것이죠.

 몸에서 저절로 그런 일들이 일어난다니, 내 몸이지만 경이롭네요.

세포 활동의 연료
적당한 탄수화물과 지방

 다음으로 탄수화물과 지방의 역할은 무엇일까요? 자동차에 비유하면 단백질이 만들어내는 것은 차체(보디)입니다. 그 차체를 짜맞추고 움직이는 연료가 탄수화물과 지방이에요. 이 연료로 세포가 활동을 합니다. 바꿔 말하면 이 연료 없이는 세포가 살 수 없어요.

만일 이 연료가 부족하면 아무리 외부로부터 질과 양이 충분한 채소가 들어와도 기능하지 못해요. 스위치가 꺼져 있기 때문이죠. 그래서 우리는 탄수화물과 지방을 적당히 섭취해야 합니다. 말하자면 연료를 태우기 위해서 탄수화물과 지방을 먹는 것이죠.

 아하! 전부 태우지 못할 만큼은 필요없다는 말이군요.

 소비되지 않은 탄수화물은 간과 근육에 글리코겐으로 저장되어 에너지가 고갈되었을 때 사용돼요. 지방은 에너지원 외에 세포막과 호르몬을 구성하는 역할도 해요. 탄수화물과 지방은 같은 연료라도 다른 역할을 맡고 있으니 둘 다 적당히 섭취하는 것이 바람직해요. 다만, 너무 많이 먹으면 체내에 쌓여 비만이 되겠죠?

그렇게 만들어진 것이 이 뱃살인가?

 좋아하는 것만 먹고 에너지를 소비하지 않는 생활을 한 결과가 그 뱃살로 나타난 거라 할 수 있어요. 가령 채소를 먹으면 살이 빠진다고 해도 탄수화물과 지방을 많이 먹으면서 채소를 먹어봤자 살은 빠지지 않아요. 그렇다고 탄수화물과 지방을 전혀 먹지 않고 살을 빼면 신체 기능이 떨어져 체중은 줄어도 겉모습은 건강해 보이지 않죠.

탄수화물과 지방의 경우 많은 사람이 과잉 섭취하거나 반대로 지나치게 억제하는데, 그래서는 리스크만 가져올 뿐이에요. 액셀러레이터와 브레이크를 적절히 사용해 섭취량을 조절해야 미용과 건강에서 큰 효과를 얻을 수 있다는 걸 기억하세요.

 탄수화물은 마치 다이어트의 적처럼 취급하잖아요. 다이어트를 하는 여자친구도 탄수화물을 줄이기 위해 아침식사로 매일 아보카도만 먹어요. 하지만 디저트류를 너무 좋아해서 오전 10시와 오후 3시 간식은 끊을 수 없대요.

 최악의 다이어트 방법이네요. 일단 하루 세 끼는 제대로 먹고 간식을 끊는 것이 다이어트의 전제 조건입니다. 체중이 늘면 탄수화물과 지방을 전혀 먹지 않을 것이 아니라 둘 다 약간 적게 섭취해야 해요. 그렇게 하면 저절로 체지방이 줄고 살이 빠집니다. 다양한 다이어트 방법이 유행하다

사라지지만, 대부분이 건강과 아름다움을 고려하지 않고 체중만 줄이는 방법이에요. 하지만 결국 건강하게 감량하는 다이어트는 적절한 영양소 섭취가 필수죠.

 여자친구에게 건강에 좋지 않다고 하면 '아보카도는 슈퍼 푸드라서 아침은 이것만 먹으면 완벽하다'며 화를 내요.

 그 생각은 바뀌어야 해요. 아침에는 주식인 밥이나 빵 같은 곡류를 반드시 섭취해야 합니다. 좀 전에도 말했듯이 탄수화물은 간에 글리코겐 형태로 저장됩니다.

머리와 몸을 써서 하루의 활동을 시작하려면 이 글리코겐이 에너지원으로 필요한데 아침에는 이것이 고갈된 상태예요. 수면 중에는 음식을 먹지 않아 에너지가 보급되지 않는데도 신경과 뇌는 움직이고 그 활동을 유지하기 위해 간에 축적된 글리코겐을 소비하기 때문이죠. 그래서 아침에는 먼저 탄수화물을 섭취해 비어 있는 탱크에 연료를 보급할 필요가 있는 겁니다.

아침에 탄수화물을 먹지 않으면 몸은 기아 상태가 되어서 대사(代謝, 섭취한 음식을 체내에서 분해, 합성해 에너지를 생성하고 불필요한 물질을 몸 밖으로 내보내는 작용) 기능이 저하되고 다음 식사 때 많이 흡수해 체지방을 축적하려 하죠.

 저는 아침에는 채소주스만 먹을 때가 있는데, 채소주스에도 당분이 들어 있잖아요? 에너지가 되지 않나요?

당분이라고는 해도 채소주스에 포함된 과당이나 설탕의 당분은 포도당이 아니에요. 따라서 글리코겐으로 축적될 수 없습니다. 또 당에도 종류가 있는데 가령 케이크나 과자 등의 디저트에 들어 있는 당분은 밥에 들어 있는 당분에 비해 3.3배나 내장지방이 쌓이기 쉬워요. 살을 빼고 싶으면 달콤한 디저트부터 끊어야 해요.

또 조금씩 자주 나눠서 먹는 것도 살이 찌는 식사법이라는 것을 여자친구에게 말해주세요. 우리 몸은 식후 약 2시간에 걸쳐 영양소를 소화·흡수하고 그 후 4시간 동안 에너지를 소비합니다. 이 과정 사이에 또 음식을 많이 먹으면 몸은 이것을 체지방으로 축적해야 한다고 판단해버리죠. 그만큼 에너지가 연소되지 않아서 축적되는 겁니다!

아! 당장 여자친구한테 말해줘야겠어요.

식물이 갖는 영양소가
백세시대를 사는 열쇠

다시 5대 영양소 이야기를 해봅시다. 85쪽의 식품 분류도를 봐주세요. 주식에 해당하는 것은 쌀이나 밀가루처럼 탄수화물을 주요 성분으로 한 식품입니다. 주요리는 고기나 생선 등의 단백질과 지방을 성분으로 한 식품이죠. 그리고 부요리에 해당하는 것이 식이섬유, 비타민, 무기질을 주요 성분으로 한 채소류이고요.

이 주식, 주요리, 부요리라는 식사 조합은 세계 공통이에요. 일단 이 세 가지를 갖추는 것이 첫 번째예요. 그런데 경제적 시간적 정신적인 여유가 없으면 식탁에서 세 번째 부요리부터 사라집니다.

 무슨 말씀인지 알겠어요. 바쁘면 주먹밥이나 빵으로 끼니를 때우게 되거든요.

 인간은 주식·주요리·부요리 각각에 포함된 영양소를 섭취하고 그것을 이용해 생명활동을 유지합니다. 탄수화물이 에너지가 되기 위해서는 비타민 B군의 도움이 필요하고, 비타민 B군이 작용하려면 다른 영양소의 도움이 필요해요. 인간의 몸은 각각의 영양소가 개별적인 역할을 완수해야 유지돼요. 그렇기 때문에 어느 한 가지 영양소를 충분히 섭취했어도 다른 영양소가 부족하면 건강할 수 없어요. 건강한 식습관과 균형 잡힌 식사를 통해 5대 영양소를 골고루 섭취해야 하는 이유도 바로 그것이죠.

인간의 몸은 모두 똑같이 설계되어 있고 똑같은 장기와 기능을 갖고 있어요. 그리고 그것을 만드는 재료가 단백질인 것도, 몸을 움직이기 위한 에너지원이 탄수화물과 지방인 것도 모두 똑같아요. 그러니 이것은 누구에게나 해당하는 얘기죠.

현대사회는 물질적으로 풍요로워졌지만, 정작 사람들의 몸속을 들여다보면 신체기관을 유지하고 움직이는 데 필요한 영양소는 오히려 부족해요. 다양한 음식을 골고루 그리고 건강에 도움이 되도록 제대로 섭취하지 않기 때문이죠. 앞으로 백세시대를 살기 위해서는 신체 능력을 어떻게 끌어올리느냐가 관건이에요. 그 열쇠가 식물에 풍부한 성분, 즉 대사를 돕는 비타민·무기질·식이섬유에 있어요. 말하자면 생리기능을 활성화시키는 식물의 독자적인 기능성 성분이죠. 그러나 현대인에게는 그것이 부족하니까 문제가 되는 것이고요.

그래서 채소 투자가 필요하군요.

그렇습니다! 그런데 채소도 종류에 따라 함유하고 있는 영양 성분이 다양해요. 가령 하루 350g, 최상 품질의 채소여도 양배추만 먹는 것은 옳지 않아요. 토마토만, 또는 케일만 먹는 것도 바람직하지 않죠. 비타민은 현재 알려진 것이 13종류고 영양소로서 필요한 필수 무기질(미네랄), 즉 음식물을 통해서만 섭취할 수밖에 없는 무기질은 16종류나 됩니다.

알아두면 유용한
수용성 비타민과 지용성 비타민의 차이

 비타민과 무기질에 대해서는 잘 알지 못해요.

 그럼 비타민부터 시작하죠. 탄소를 포함하는 대부분의 화합물을 유기화합물이라 해요. 그 가운데 생명활동에 필요한 영양소로, 필요량은 적지만 체내에서 스스로 생성·합성할 수 없어서 다른 천연물로부터 받아들여야 하는 유기화합물을 비타민이라고 해요. 비타민은 비타민 A, B군, C 등 기능에 따라 분류되고, 각각의 성질에 따라 수용성 비타민과 지용성 비타민으로 나뉘죠.

채소를 먹을 때 수용성과 지용성을 기억해두는 것이 아주 중요하고 또 유용해요. 조리법이 잘못되면 채소가 갖는 비타민을 버리는 꼴이 되거든요. 일단은 오른쪽의 표를 보세요.

수용성 비타민은 말 그대로 물에 녹기 쉬운 것이 특징입니다. 물에 씻거나 데치는 것만으로도 어느 정도 손실되는 것이죠. 그래서 수용성 비타민이 많이 들어 있는 채소는 생으로 먹거나 짧은 시간 조리해야 영양소 손실을 막을 수 있어요.

비타민뿐 아니라 항노화와 생활습관병 예방 효과를 기대할

수용성 비타민

종류	비타민 B군(群) B1, B2, B6, B12, 니아신, 판토텐산, 엽산, 비오틴 비타민 C군
많이 들어 있는 채소	붉은 피망 초록 피망 배추 시금치 양파 파프리카 양배추 브로콜리 케일 양상추 모로헤이야 등

지용성 비타민

종류	비타민 A 비타민 D 비타민 K 비타민 E
많이 들어 있는 채소	당근 피망 토마토 파프리카 부추 소송채 가지 시금치 브로콜리 등

수 있는 폴리페놀도 물에 쉽게 녹아요. 폴리페놀이 많이 함유된 우엉은 물에 노출되는 경우가 많은데, 여러 번 씻거나 물에 오래 담가두면 영양소가 손실돼요. 또 향과 풍미까지 물에 씻겨나가죠.

 정말요? 몰랐어요. 시금치를 5분 정도 데쳤거든요!

 5분은 길어요. 시금치의 줄기가 부드러워질 만큼만 살짝 데쳐도 충분합니다.

반면 지용성 비타민은 녹황색 채소에 많이 들어 있어요. 기름에 녹기 쉬워 식용유에 볶거나 드레싱용 오일을 곁들여 섭취하면 흡수율이 높아지죠. 이 영양소들은 열에도 강한 것이 특징이에요.

토마토는 생으로 먹기도 하지만, 가열해서 먹는 것이 훨씬 더 많은 영양소를 섭취할 수 있어요. 토마토는 가열하면 세포벽이 파괴되어 혈액순환 개선과 생활습관병 예방 효과가 있는 라이코펜이 체내에 흡수되기 쉬워져요. 라이코펜은 기름과 함께 섭취하면 흡수율이 더욱 높아지기 때문에 올리브오일에 토마토를 볶아서 먹는 것이 최고의 조리법이죠.

 다행이에요. 토마토소스가 들어간 피자와 파스타를 정말 좋아하거든요. 그런데 이 표를 보면 수용성 비타민이 많이 들어 있는 채소는 생으로 먹기 어렵지 않나요?

그렇긴 하지만 대부분의 채소에는 수용성 비타민과 지용성 비타민이 모두 함유되어 있기 때문에 꼭 생으로 먹어야만 하는 것은 아니에요. 데치거나 물에 노출되었다고 모든 수용성 비타민이 손실되는 건 아닙니다. 수용성 비타민을 가능한 한 덜 파괴하는 조리 방법은 찌는 것입니다.

찌는 건 귀찮아요. 찜기도 없고요.

전자레인지를 사용해도 돼요. 전자레인지용 실리콘 찜기라는 것이 있는데 본 적 있나요?

집에는 없지만 어떤 건지는 알아요.

혼자 살면서 살림에 서툰 사람에게는 안성맞춤인 편리한 용품이죠. 찜기에 좋아하는 채소를 몇 종류 가득 담아서 전자레인지에 돌리기만 하면 훌륭한 반찬이 완성됩니다. 찜기로 찐 채소에 오일이나 양념장을 뿌려 먹으면 돼요. 간단할뿐더러 상당한 양의 채소를 맛있게 먹을 수 있어요.

불 앞에 서서 조리하지 않아도 되니 정말 편하겠어요.

그래요. 전자레인지에 돌리기 전에 중량을 확인해보는 것이 좋아요. 하루 350g의 채소를 섭취해야 하는데 이 한 가지로 어느 정도의 양을 보충할 수 있는지 알 수 있죠.
이 방법으로 조리할 때는 쉽게 익는 채소로 몇 종류 섞거나 잘 익지 않는 것은 얇게 썰면 됩니다.

말씀하신 대로 살림에 서툰 제게 딱이에요. 편하기로 말하면 냄비요리죠. 조리법을 고민하지 않고 고기와 채소를 먹을 수 있어서 남자들끼리도 자주 해먹는데, 채소에서 나온 수용성 비타민은 국물에 남아 있죠?

남아 있긴 한데 채소에 있던 것이 고스란히 남아 있는 것은 아니에요. 비타민 C는 열을 가하면 파괴됩니다. 실제로 채소를 넣고 끓인 찌개의 국물이나 수프에 남아 있는 수용성 비타민은 20% 될까 말까 한 정도라고 생각하는 것이 맞아요. 비타민 C의 경우 흡연자는 특히 의식적으로 챙겨먹는 것이 좋아요. 흡연으로 입은 손상을 회복하려면 비타민 C가 더 필요하거든요. 그래서 비흡연자보다 하루 35㎎ 정도 더 섭취하는 것을 권하고 있어요. 혹시 흡연자인가요?

저는 아니에요. 제 주변에는 직장 상사가 피워요. 저는 피우지도 않는데 하릴없이 흡연실에 끌려가 장황한 이야기를 들어야 하죠.

그런 간접 흡연은 좋지 않아요. 흡연 습관이 없는 사람도 주변에 흡연자가 있으면 적잖게 담배 연기의 해를 입죠. 담배 끝에서 바로 나와 공중으로 퍼지는 부류연(副流煙)의 영향 때문인데, 담배에 포함된 니코틴이 비타민 C의 흡수를 방해하고 연기에 포함된 성분이 비타민 C를 파괴하기도 해요.

제 생각대로 역시 몸에 안 좋은 영향을 미치는군요.

A군도 간접 흡연에 노출될 때는 비타민 C를 많이 섭취하는 것이 좋습니다. 부류연의 해로움이 채소 투자를 방해하는 탓에 애써 3대 원칙을 지켜 투자하는데 충분한 효과를 얻지 못할 수 있으니까.

원래 가까이하고 싶지 않은 사람인데…. 앞으로는 뭔가 변명이라도 해서 흡연실에 따라가지 말아야겠어요!

더욱이 지금까지의 손상을 회복하기 위해서도 비타민 C는 꼭 섭취해야 해요. 덧붙이자면 비타민 C는 역시 생으로 섭취하는 것이 가장 좋아요. 그런 점에서 과일이 가장 먹기 편하죠. 채소 투자를 고려하면 조리하지 않은 채소를 듬뿍 섭취하면 됩니다. 다양한 색의 파프리카나 피망을 얇게 썰어 샐러드로 먹으면 좋아요.

피망은 맛이 별론데…. 어릴 적부터 피망을 싫어했어요. 나폴리탄(스파게티를 양파, 피망 등과 함께 토마토소스로 볶은 일본식 파스타 요리)에서 피망만 쏙 빼고 먹는 바람에 어머니께 혼도 많이 났어요.

그렇다면 써는 방법을 바꿔보세요. 피망은 세로로 섬유질이 뻗어 있어서 섬유질을 따라 칼질을 해야 해요. 가로로 둥글게 써는 게 아니라 긴 막대 모양이나 채를 썰 듯이 가늘게 세로로 써는 것이죠. 그렇게 하면 영양소가 빠져나가는 것을 막고, 세포가 파괴되면 나오는 떫고 쓴맛 성분도 억제해줘요.

참고로 잘 안 드는 부엌칼로 피망을 썰면 세포가 으깨지면서 떫고 쓴맛이 더 강해지니 주의해야 합니다. 싫어하는 사람에게는 먹기 힘든 채소가 되어버릴 테니까. 다른 채소의 경우도 잘 안 드는 무딘 칼로 자르면 단면이 쉽게 산화되어 시간이 지날수록 맛이 떨어질 수 있으니 칼날 손질도 잊지 말아야겠죠.

그렇군요. 전자레인지를 활용하는 것과 샐러드를 만드는 정도라면 할 수 있을 것 같아요. 그 외에는 채소를 어떻게 조리해야 할지 모르겠어요. 집에서 밥을 해먹어본 적이 별로 없어서.

손수 밥을 해먹는 것은 채소 투자를 효율적으로 실행할 때 피할 수 없는 과정이에요. 채소 투자는 자신에 대한 투자입니다. 돈은 물론 시간과 수고를 아끼지 마세요. 채소를 먹는다고 하면 조리법이 문제라고 생각하는데, 사실 그건 큰 문제가 아니에요. 요즘에는 간단하고 맛있게 먹을 수 있는 조리법이 얼마든지 있어요. 인터넷을 검색해서 맛있어 보이는 요리가 나오면 그대로 만들어보는 거예요. A씨는 거기서부터 시작하는 것이 좋을 것 같아요.

조리법 사이트는 한 번도 들어가본 적이 없지만, 확실히 검색해보면 많기는 해요.

적은 양이지만 꼭 필요한 무기질과 식이섬유

 설명을 이어가죠. 마지막은 무기질이에요. 무기질은 생명 활동에 반드시 필요한 영양소 중 하나입니다. 주요 4대 원소인 산소·탄소·수소·질소 이외의 영양소를 총칭하며 나트륨·마그네슘·철 등을 말해요. 이것들은 아주 적은 양이지만 인체에 꼭 필요한 작용을 하죠.

단, 과잉 섭취를 조심해야 해요. 나트륨은 주로 식염을 통해 얻을 수 있어요. 몸 안에서 담즙과 췌액의 재료가 되는데 많이 먹으면 혈압이 상승할 위험이 있습니다. 철은 온몸에 산소를 운반하는 역할을 하고 부족하면 빈혈을 일으키거나 건강에 이상이 생기지만, 빈혈 영양제를 많이 섭취하면 구토나 변비 등의 소화기계 이상 증상이 나타날 수 있어요.

 역시 음식을 통해 적당히 섭취하는 것이 기본이군요.

 그렇죠. 비타민과 무기질 외에도 채소는 풍부한 영양소를 갖고 있어요. 건강을 유지하고 생활습관병 예방에 도움이 되는 1만 여종의 피토케미컬(phytochemical, 식물에서 자연적으로 만들어지는 천연화학물질)을 갖고 있어요. 이것에 대해서는 다음 장에서 설명하기로 하고, 제6의 영양소로 불리는 식이섬유에 대해 알아보죠.

식이섬유도 식물에 따라 포함하는 종류가 달라요. 여러 종류의 식이섬유가 각각 소화기계와 신경계의 기능을 향상하고 비만과 당뇨병, 암 등의 질병을 예방하는 작용을 합니다. 한편, 식물에는 식물 펩타이드(단백질 분자와 구조적으로 비슷하면서 더 작은 유기물질)라는 단백질도 있어서 채소를 먹으면 식물 펩타이드를 섭취할 수 있어요.

또 이것들은 세포 차원에서 간 기능을 개선하거나 면역기능을 조절하는 등 서로 다른 기능을 갖고 있죠. 아무튼 다양한 채소를 골고루 먹는 것이 중요하다는 말입니다.

알겠습니다. 그런데 어지간히 채소 마니아가 아니면 어느 채소에 어떤 영양소가 들어 있는지 알기 어렵지 않나요?

채소를 꾸준히 먹으면 당신도 채소 마니아가 되겠지만 갑자기 '다양한 채소를 골고루 먹어라' 하면 어려울 겁니다. 그래서 준비했어요. 오른쪽의 표를 보세요!

와, 이, 이게 뭐예요?

색이 같은 채소에는 비슷한 성분이 들어 있어요. 이 6가지 색을 기본으로 해서 먹으면 채소의 분산투자는 완벽하게 성공할 수 있어요.

정말 도움이 되겠어요. 식탁도 알록달록 화려해질 것 같아요.

채소의 색	주요 채소	주요 영양성분
초록	시금치 케일 소송채 당근잎 펜넬	플라보노이드(7000종류 이상) 이소티오시아네이트(100종류 이상) 인돌·카로티노이드(루틴 등 750종 이상)
주황/ 노랑	당근 골든 비트 주황 파프리카	카로티노이드 (라이코펜, β카로틴 등 750종 이상)
노랑	강황 골든 비트 노란 파프리카	불가잔틴·미라잔틴·포툴라카잔틴· 인디카잔틴·커큐민·카로티노이드 (750종 이상)
빨강	레드비트 수박무 붉은 피망 토마토	베타닌·이소베타닌·프로베타닌· 네오베타닌·카로티노이드 (라이코펜, 캡사이신 등 750종 이상)
하양	우엉 양파 무 파 마늘	황화알릴·악티인·악티게닌·쿼르세틴
파랑/ 보라	자소엽 자색(보라색) 당근 가지	안토시아닌(500종 이상), 로즈마린산

채소 투자의 성패를 좌우하는
양·질·색!

 앞의 표에 적힌 영양소에는 결과적으로 같은 증상에 효과가 있는 것도 있어요. 가령 당뇨병의 경우 이 표에 나온 많은 영양소를 섭취하면 효과를 볼 수 있죠.

흔히 텔레비전의 건강 프로그램 등에서 '○○은 당뇨에 효과가 있다'는 식의 정보를 접할 때가 있잖아요? 그것은 정답이지만 틀렸어요. 당뇨병에 효과가 있는 것은 그것 하나만이 아니거든요.

각각의 영양소가 서로 다른 작용으로 당뇨병 예방에 기여하는 것이죠. 가령 럭비에서도 발이 빠른 선수, 힘이 센 선수, 패스를 잘하는 선수 등 서로 다른 특기를 가진 사람들이 힘을 모아 득점으로 연결하잖아요. 증상에 대한 효과도 그와 같아요. 다양한 영양소가 서로 얽혀 상승효과를 일으켜 최대의 성과를 내는 것이죠.

 채소의 성분들이 협력해 몸을 건강하게 만드는 모습을 상상하니 눈물이 날 만큼 감동적인데요.

 채소 섭취 부족 문제에는 양·질·색, 세 가지 부족 요소가 있어요. 양과 질의 문제는 이미 말한 대로, 올바른 채소 적립을 실천하면 성공할 수 있습니다. 거기서 한 걸음 더 나아가 채소 투자를 하는 데 꼭 필요한 요소, 색에 대해서도 이해가 됐죠?

네! 의식적으로 다양한 색의 채소를 고르는 것을 염두에 두면 될 것 같아요. 색은 직감적이라 이해하기 쉬워요.

그럴 겁니다. 장을 보러 갈 때는 계산하기 전에 장바구니에 알록달록 여러 색의 채소가 들어 있는지 확인하세요. 또 저녁식사 때 오늘 하루의 식사 내용을 돌아보고, 초록색 채소만 먹었다면 다음날에는 붉은색과 노란색의 채소를 일부러 더 먹으면 돼요.

갈색뿐인 제 식탁에 빨강과 초록이 더해지면 기분도 좋아지겠죠?

그럼요. 음식은 눈으로도 즐길 수 있어요. 자, 이렇게 채소 투자의 3대 원칙에 대해 대강 설명했는데 실천할 수 있겠어요?

네, 당장 채소를 사서 맛있게 먹고 싶다는 생각에 입안에 침이 고이네요.

좋아요. 지금의 기분을 잊지 말고 오늘부터 채소 투자를 즐겨보세요!

감사합니다. 다시 태어났다는 생각으로 당장 실천할게요!

몸이 자산인 직업인일수록
건강하지 않은 현실

　베지트 씨와 청년A 씨의 대화로 채소 투자의 3대 원칙을 알아보았습니다. 이 가운데 생활 속에서 실천할 만한 것, 생각을 바꾸지 않으면 실천하기 어려운 것이 있었을 겁니다.

　채소 투자자의 길은 하루아침에 이루어지지 않습니다.

　실제로 다들 원해서 채소섭취 부족이 된 것은 아닙니다. 몸이 자산인 직업에 종사하는 사람일수록 가혹한 노동환경으로 인해 건강한 식생활을 하려 해도 할 수 없는 경우가 허다합니다.

　가령 미용사가 그렇습니다. 미용사는 서서 일하는 시간이 길고 쉬는 시간도 적습니다. 그렇기 때문에 체력적으로 건강해야 하는 것은 물론 외형적인 젊음도 요구되는 직업입니다. 남녀 미용사 모두 겉모습이 깔끔하지 않으면 손님이 찾지 않기 때문이지요.

또 가위 등의 도구를 사용하기 때문에 마음과 몸이 건강하다는 것이 공인된 자료로도 증명되어야 합니다. 자격증을 취득하거나 취직, 이직, 개업할 때마다 의사의 진단서를 제출해야 합니다(한국도 헤어미용사 국가기술자격증 취득 시 정신질환자, 감염병 환자, 전염성 결핵환자, 마약·대마 또는 향정신성 중독자가 아님을 증명하는 의사의 진단서가 필요함).

그런데도 건강의 기본인 식생활을 소홀히 하는 사람이 많습니다. 일하는 동안에는 제대로 휴식을 취할 수 없기 때문에 당분이 많은 주스 등으로 배를 채우고, 퇴근 후 늦은 시간에 칼로리가 높은 음식을 먹습니다. 이래서는 건강해질 수 없습니다. 양·질·색 3박자를 갖춘 채소 투자를 하기 위해서는 직접 밥을 지어먹는 것이 최고의 지름길입니다.

그러나 현실적으로 매일 직접 밥을 지어먹는 것이 어려운 사람이 너무나 많습니다. 미용사뿐 아니라 근무일이 유동적인 시프트제 아르바이트, 간호사, 경찰, 택시 운전사, 시간제 교사, 그 외 바쁘게 일하는 직장인 등.

그럼 어떻게 해야 할까요? 채소 투자의 3대 원칙을 실천하기 어려운 사람들에게 한 가지 비법을 소개합니다.

손수 해먹는 채소 투자가 어렵다면
가루채소를 활용하자

　그건 바로 가루채소입니다. 제가 창업한 베지터블테크에서는 영양균형이 깨진 사람들이 제철 채소의 영양소를 그대로 섭취할 수 있도록, 시행착오 끝에 채소를 가루로 만든 식품을 개발했습니다.

　채소를 원재료로 한 영양제도 많지만 그것은 채소의 품질이 떨어지고 채소 이외의 성분이 들어가는 등의 문제가 있어 추천할 수 없었습니다.

　그래서 가공해도 성분을 파괴하지 않고 식이섬유도 남기는 기술을 개발해 갓 수확한 국산 채소로 질 좋은 영양성분이 담긴 가루채소를 만들 수 있었습니다.

　나의 소망은 여러분이 자신의 손으로 채소를 선별해 맛있게 조리해서 채소의 힘을 알게 하는 데 있습니다. 하지만 앞의 미용사의 사례처럼 시간적으로 도저히 채소를 섭취할 여유가 없는 사람도 있습니다. 그런 사람에게는 가루채소가 채소 투자의 보조제로서 효과적입니다.

가루채소에는 채소 종류별로 캡슐과 가루 두 가지 형태가 있습니다. 휴대하기 간편해 사무실에 두거나 채소 섭취가 부족할 수 있는 여행지에도 챙겨갈 수 있습니다.

또 가루채소는 색도 다양합니다. 평소 식탁에 색이 부족하다 싶으면 부족한 색의 가루채소를 더하는 것으로 색 부족 문제도 해결할 수 있습니다. 인터넷으로 구매할 수 있으니 매일의 채소 섭취에 강력한 조력자로 활용해보세요.

채소를 먹는 생활, 즉 '채소 투자'를 시작할 때 가장 어려운 문제가 사람에 따라 노력의 폭이 다르다는 것입니다.

처음부터 채소를 좋아하는 사람은 아무 문제없이 채소 투자를 시작할 수 있습니다. 또 일상적으로 채소를 먹는데 양이 부족한 사람도 큰 어려움은 없습니다. 그러나 지금까지 채소를 적극적으로 먹지 않았던 사람은 어쩔 수 없이 어려움을 느끼므로 투자에 노력이 필요합니다. 그래서 이번 장의 마지막에 그런 사람을 위한 내용을 준비했습니다.

채소 투자를
지속하지 못하는 사람에게

먼저, 채소를 거의 먹지 않는 사람의 식생활을 보면 탄
수화물과 지방을 많이 섭취합니다. 고기와 주식, 달콤한
디저트는 몸에 최대의 성찬입니다. 그래서 배가 부를 때까
지 질리지 않고 계속 먹을 수 있습니다. 그러나 이것은 잘
못된 기쁨, 타락으로 이끄는 쾌락입니다.

여러분의 장래를 생각하면 좋을 게 하나도 없습니다. 그
러니 이번 기회에 바꿔보세요.

탄수화물과 지방을 과잉 섭취하는 사람은 채소 투자를
시작해도 만족감을 얻지 못하기 때문에 채소 섭취 외에 추
가로 평소의 식사를 하는 형태가 되어버립니다. 그래서 처
음에는 공복감을 견디는 노력이 필요합니다.

단, 몸은 천천히 채소에 익숙해집니다. 참고로 육식파

남성이 채소 투자를 시작한 경우, 대략 2주가 지나면 채소 중심의 식사를 해도 공복을 느끼지 않습니다. 그러나 이때 방심해서 고기 중심 생활로 돌아가면 고기 맛에 굴복하고 제자리로 돌아와버립니다.

그럼 어떻게 해야 고기 맛에 굴복하지 않고 채소 투자를 지속할 수 있을까요? 바로 맛으로 승부하는 것입니다. 2021년 일본정책금융공고(日本政策金融公庫, 중소기업과 소규모 사업자, 농림·수산업 종사자 지원 기관) 조사를 보면 모든 세대에서 먹거리에 관해 건강한 것을 선택하는 경향이 높아졌습니다. 이 분위기 덕분인지 최근 들어 직접 발품을 팔면 맛있는 채소를 만날 기회가 더 많아졌습니다.

1개월 혹은 42일 동안 눈 딱 감고 채소에 투자해보세요. 항상 맛있는 채소를 추구하는 집중 투자에 온힘을 기울여보세요. 고기 맛에 길들여진 사람이라면 첫 1개월은 가격을 신경쓰지 않고 아무튼 맛있는 채소를 사먹는 데 돈을 써보기를 권합니다.

그렇게 해서 자신도 놀랄 정도의 맛을 느끼고 '또 먹고 싶다'는 생각이 들면 고기와 단 음식 중심의 생활로 돌아가지 않고 채소 투자를 지속할 수 있는 힘이 될 것입니다.

현실 베지트(저자)와
현실 청년(편집자)의 대화①

베지트　갑작스럽지만, 불만을 말해도 될까요?

청　년　뭔데요?

베지트　나는 노해(老害)라는 말은 하지 않았는데 책에 내가 말한 것으로 실렸던데요?(웃음).

청　년　죄송해요. 미래에 대한 두려움에 현실감을 주고 싶어서….

베지트　가능성을 부정할 수는 없으니 괜찮아요.

청　년　그럼, 그대로 하겠습니다!

베지트　음, 알겠어요.

청　년　고맙습니다. 이 이야기와 연관되는데, 나이 들어서 채소 투자를 해도 효과가 있나요?

베지트　물론이죠. 1장의 칼럼에서도 언급했듯이, 나는 영양관리사로 병원에서 일한 적이 있어요. 병원이니까 어르신들에게도 채소를 섭취하도록 식사지도를 했죠. 그 결과 약이 잘 듣고, 치료 효과가 높아지는 것을 확인할 수 있었어요. 나이와 상관없이 몸은 채소의 효능을 받아들일 수 있어요.

청　년　그건 반가운 정보네요. 그러고 보니 본문에도 나오는데, 하루 목표 섭취량 350g이 조리 전 중량이란 설명은 눈이 번쩍 뜨일 만큼 신선했어요.

베지트　그 부분을 착각하는 사람이 많아요. 어때요? 실제로 조리해보니 350g도 쉽게 먹을 수 있겠죠?

청　년　네. 조리하니까 부피가 3분의 2나 절반으로 줄어 작은 반찬그릇에 들어갈 정도예요. 부담 없이 먹을 수 있었어요.

베지트　그래요. 그 양이라면 노인도 먹기 쉽죠. 병원과 농가가 연대해질 좋은 채소를 병원에 제공하면 치료에 상당히 유용할 거예요.

210쪽에서 이어짐

3장

안 먹으면 손해,
채소에만 있는 슈퍼 영양소

채소에 들어 있는
특별하고 놀라운 영양소

1장에서는 채소 섭취 부족이라는 위기적 상황에 처한 현대사회를 돌아보고 채소를 섭취함으로써 건강한 미래를 만들 수 있다는 것, 그리고 채소 섭취의 중요성에 대해 소개했습니다. 2장에서는 실제로 채소 투자를 시작하기 위한 사전 준비로, 채소 투자의 3대 원칙을 배웠습니다.

이번 장에서는 의학 박사이자 영양관리사로서 진지한 태도로 채소가 갖고 있는 영양소에 대해 아낌없이 전달할 생각입니다.

1, 2장에서 채소 섭취를 투자에 비유해 채소 섭취의 중요성을 전달했는데, 이번에도 역시 그 맥락을 이어가도록 하겠습니다.

일반적인 투자, 그중에서도 주식의 매수(사기)와 매도(팔기)를 예로 든다면 어떤 종목을 살지 또는 팔지를 결정하는 '종목 선택'은 매우 중요합니다. 주식 투자는 그것이 전부라고 해도 과언이 아닙니다. 사실 채소도 각각의 채소가 갖고 있는 '영양소(종목) 선택'이 중요합니다.

그렇다고 어려운 이야기는 아닙니다. 아무튼 채소의 영양소는 기본적으로는 전부 '매수'입니다. 섭취하지 않아도 될, '매도'에 해당되는 영양소는 없습니다. 단, 한 가지 채소만 먹는 집중 매수가 아니라 종목을 분산해 매수할 것, 이것만 주의하면 문제없습니다.

세상에 다양하게 존재하는 채소의 영양소는 각각 독자적인 성질과 효과를 갖고 있어서 그것을 올바로 이해하고 균형적으로 섭취한다면 큰 이익을 얻을 수 있습니다. 이번 장에서는 그 채소들만이 갖는 특별하고 놀라운 영양소를 엄선해 소개합니다.

할 수 있다면 채소에 포함된 모든 영양소를 소개하고 싶지만, 책으로는 불가능하므로 일단 '이것만 기억해두면 틀림없다!'고 할 만한 슈퍼 영양소를 정리했습니다. 이 정보를 통해 채소가 갖는 영양소가 얼마나 놀라운 힘을 갖고 있는지 알면 앞으로의 채소 투자에 좋은 동기부여가 될 것입니다.

이것만은 기억하자!
최강 성분 '피토케미컬'

먼저, '피토케미컬'이라는 단어를 기억해둡시다. 바로 식물만이 갖는 최강 성분입니다. 들어본 적이 있는 사람도 있고 고개를 갸우뚱하는 사람도 있을 테니 지금부터 차근차근 알아보기로 합시다.

피토케미컬은 채소를 포함한 식물이 적과 자외선 등의 외부 공격으로부터 자신을 지키기 위해 만들어낸 물질의 총칭입니다. 채소에 따라 몸을 지키는 방법이 다르기 때문에 피토케미컬에도 여러 종류가 있습니다.

피토케미컬은 향기 성분이기도 하고 색이나 떫은맛이기도 하고 매운맛 혹은 끈적거리는 성분이기도 합니다. 그러나 어떤 종류의 피토케미컬이든 공통의 특징이 있습니다. 바로 '최강의 항산화 작용'을 발휘한다는 점입니다.

피토케미컬의 힘을 구체적으로 알아보겠습니다.

'활성산소'라는 말을 들어봤을 것입니다. 인간의 몸은 각 기관과 세포를 정상으로 유지하기 위해 호흡을 하고, 그때 받아들인 산소가 몸 안의 여러 물질과 결합하는 것으로 신진대사를 촉진하거나 면역력을 유지합니다. 산소는 수소와 결합해 물로 처리되는데, 일부 산소는 완벽하게 결합하지 못하고 불안정한 상태가 됩니다. 이 불안정한 결합 상태의 산소가 활성산소입니다.

활성산소는 악당 취급을 받는데, 사실은 소량이라면 몸에 좋은 영향을 줍니다. 면역체계를 강화하는 역할을 하거나 세포의 신진대사에 기여하는 등 몸을 건강하게 유지하는 데 이용됩니다.

문제는 그것이 지나치게 증가했을 때입니다. 활성산소는 안정된 상태가 되도록 여러 물질과 결합하는데, 수가 많으면 생명 활동에 필요한 물질과도 결합해서 가벼운 경우 피부의 세포가 상처를 입어 검버섯이나 주름이 증가하는 등 외견상의 노화가 일어납니다. 심한 경우는 암에 걸리기 쉽고 심근경색·뇌경색·파킨슨병·알츠하이머병·당뇨병·면역질환 등 나열하는 것만으로도 두려운 질병을 일으킵니다.

활성산소가 증가한 상태를 '산화 스트레스'라고 하는데

활성산소가 증가하는 요인에는 자외선과 스트레스, 흡연, 음주, 운동 부족, 건강하지 못한 생활습관, 노화 등을 들 수 있습니다.

스트레스가 많은 사회에 사는 현대인은 대부분 운동을 멀리하고 일에 쫓겨 생활습관이 불규칙합니다. 여기에 해당하지 않는 사람이 드물 것입니다. 즉, 현대인의 대부분이 이미 산화 스트레스 상태라 해도 과언이 아닙니다. 거기에 노화도 원인이므로 나이가 들면 어쩔 수 없이 산화 스트레스 상태가 된다는 것도 잊어서는 안 됩니다.

철이 산소와 결합하면 녹이 슬 듯 활성산소의 활동은 우리 몸 안에 녹을 만듭니다. 이 녹을 제거하는 역할이 '항산화 작용'으로, 여기서 큰 역할을 하는 것이 피토케미컬입니다.

지금까지 피토케미컬이 싸워야 할 적인 활성산소에 대해 설명했는데, 영웅의 활약은 강한 악당이 있기 때문에 더욱 빛나는 법입니다. 활성산소가 어떻게 인체에 나쁜 영향을 주는지 알았으니 드디어 활성산소를 제거할 영웅이 등장할 차례입니다.

사실 이 영웅은 아직 정체를 알 수 없는 부분이 많습니다. 지금까지 발견된 것은 1만여 종으로 새로운 기능과 새로운 피토케미컬이 지금도 계속 발견되고 있는데, 빙산의 일각에 불과합니다. 채소를 골고루 섭취한 다음 날 '개운함'과 '가뿐함'을 느꼈다면 그건 아마도 아직 발견되지 않은 피토케미컬이 작용했을 가능성이 있습니다. 그렇기 때문에 이 책에 소개한 영양소만 섭취하려 하지 말고 아무튼 다양한 채소에 도전해야 합니다.

지금까지 발견된 피토케미컬은 크게 '카로티노이드계' '폴리페놀계' '황화합물계'로 나뉩니다. 채소의 영양소는 비타민과 무기질 등 다양하지만 이번 장에서는 채소의 영양소를 말할 때 빠질 수 없는 최강 영웅, 피토케미컬의 매력을 소개합니다.

혈압 관련 질병이 걱정된다면…

라이코펜 lycopene

영양소의 계통	카로티노이드계
색소	빨강
효능	고혈압 예방
대표 채소	토마토, 당근

토마토의 붉은색, 그 정체가 라이코펜입니다. 카로티노이드계 피토케미컬 중에서도 특히 항산화 작용이 강한 라이코펜은 같은 항산화 효과를 갖는 베타(β)카로틴의 약 2배, 비타민 E의 100배 이상입니다.

라이코펜은 깨, 아몬드와 조합하면 항산화 효과가 더욱 강해집니다. 또 기름에 녹기 쉬운 성질이 있어 기름과 함께 먹으면 몸에 흡수되는 비율이 높아집니다. 올리브오일과 토마토를 곁들인 카프라제(토마토와 모차렐라 치즈를 곁들여 먹는 이탈리아 음식)는 이상적인 요리라 할 수 있습니다.

또 가열하면 세포벽이 파괴돼 라이코펜이 녹아 나오기 쉽기 때문에 토마토를 스튜나 수프로 만들어 먹는 것도 효과적입니다.

유럽 속담에 '토마토가 빨갛게 익으면 의사 얼굴이 파래진다'는 말이 있을 만큼 토마토는 건강에 좋은 채소인데, 숙성 정도에 따라 라이코펜의 함유량은 크게 다릅니다. 완숙 토마토는 덜 익은 토마토에 비해 라이코펜이 10배 정도 많이 들어 있다는 보고도 있습니다.

라이코펜의 항산화 작용에는 혈액을 맑게 하는 효과가 있어 고혈압이 신경 쓰이거나 혈액검사에서 주의가 필요한 결과가 나왔다면 토마토를 섭취하길 권합니다.

──────── **축적 연구 데이터** ────────

480일 이상 자란 닭은 노화가 진행되고, 그것은 알에까지 영향을 줍니다. 그런데 닭에게 라이코펜을 먹이면 닭과 알 모두 노화가 늦춰진다는 연구 자료가 있습니다. 이것은 인간에게도 해당되어 임신한 여성이 라이코펜을 먹으면 태아의 신경 발달과 뇌 발달에 좋은 영향을 줍니다.

감기에 자주 걸린다면…

베타카로틴 β-carotene

영양소의 계통	**카로티노이드계**
색소	**주황**
효능	**면역력 강화**
대표 채소	**당근, 시금치**

라이코펜 다음으로 유명한 피토케미컬은 베타(β)카로틴입니다. 베타카로틴의 특징 중 하나는, 필요에 따라 체내에서 비타민 A로 변환된다는 점입니다. 여기서 '필요에 따라'라는 것이 매우 중요한데, 비타민 A는 체내에 축적되기 쉬워 많이 섭취하면 몸에 악영향을 미칠 가능성이 있습니다. 그런데 베타카로틴의 경우는 필요한 양만 비타민 A로 변환되고, 나머지는 변환되지 않은 상태로 배설되는 것이 장점입니다.

참고로 비타민 A는 눈과 피부 점막을 건강하게 유지시

켜줍니다. 또 어두운 곳에서 물체를 보는 시각 적응에 필요한 물질이기도 해서 어두운 곳에서 물체가 잘 보이지 않는 사람은 비타민 A 부족일 수 있습니다.

또 베타카로틴에는 한 가지 더 중요한 특징이 있습니다. 바로 면역력을 향상시키는 작용입니다. 추운 날씨에 오랜 시간 외부에 몸을 노출하는, 바이러스가 침입하기 쉬운 환경에 있어야 한다면 베타카로틴의 존재를 떠올리세요.

최근 들어 감기에 자주 걸리거나 감기에 걸려 쉽게 낫지 않는다면 베타카로틴이 풍부한 당근을 섭취하길 권합니다.

축적 연구 데이터

베타카로틴은 단일 성분만 섭취했을 때와 채소를 통해 섭취했을 때, 그 효과에 큰 차이가 납니다. 무서운 얘기지만 영양제로 단일 성분만 섭취했을 경우 폐암에 걸릴 위험이 높아진다는 연구 결과도 있습니다. 반대로 채소를 통해 섭취한 경우는 하루 섭취량이 100g씩 증가할 때마다 폐암에 걸릴 위험이 줄어든다는 연구 자료가 있으니 채소로 섭취할 것을 권장합니다.

베타크립토잔틴 β-cryptoxanthin

영양소의 계통	**카로티노이드계**
색소	**노랑**
효능	**골밀도 강화**
대표 채소	**귤, 고추, 파프리카**

베타(β)크립토잔틴은 베타카로틴과 마찬가지로 체내에서 비타민 A로 변환되는 영양소입니다. 그 외에도 골다공증에 효과가 있습니다.

골다공증은 완경 후의 여성이 특히 걸리기 쉬운 병으로, 60대 이상에서는 약 5명 중 한 명, 70대에서는 약 3명 중 한 명이 골다공증이라고 합니다(우리나라 건강보험공단 자료에 의하면, 2022년 골다공증 환자는 113만 8천여 명으로 이 가운데 여성이 94%였다. 연령대별로는 60대가 36.9%로 가장 많았고 70대가 30%, 50대가 16% 순이었다).

골다공증은 낡은 뼈가 제거되는 '골 흡수'와 새로운 뼈가 만들어지는 '골 형성'이라는 골 대사의 균형이 깨져 뼛속에 빈틈이 생기는 병입니다.

베타크립토잔틴은 골 흡수를 억제함과 동시에 골 형성을 촉진하는 효과가 있습니다. 따라서 골밀도뿐 아니라 뼈의 질과 대사 개선에도 도움을 줍니다. 베타크립토잔틴의 혈중 농도가 높은 사람은 낮은 사람에 비해 골다공증에 걸릴 위험이 무려 92%나 낮다는 연구 자료도 있을 만큼 놀라운 효과를 나타냅니다.

가볍게 넘어졌을 뿐인데 골절이 됐다거나 1년에 두 번 이상 골절상을 입은 경험이 있다면 귤과 고추로 베타크립토잔틴을 섭취하세요.

───●── **축적 연구 데이터** ──●───

35~74세를 대상으로 몸의 건강과 베타크립토잔틴의 혈중농도 관계를 연구한 자료가 있습니다. 연구 결과에서는 대상자의 인지력이 낮을수록 베타크립토잔틴의 혈중농도가 낮은 것이 관찰되었습니다. 동시에 이 연구에서는 베타크립토잔틴의 혈중농도가 높을수록 몸이 허약해질 위험을 낮춰준다는 것도 확인되었습니다.

콜레스테롤 수치가 염려된다면…

캡산틴 capsanthin

영양소의 계통	**카로티노이드계**
색소	**빨강**
효능	**콜레스테롤 수치 개선**
대표 채소	**붉은 피망, 붉은 고추, 파프리카**

"어? 캡사이신 아냐?"라고 생각한 사람도 있을 텐데, 캡사이신(capsaicin)과 캡산틴은 다른 것으로, 붉은 피망이나 고추의 붉은색의 정체가 캡산틴입니다. 캡사이신은 마찬가지로 고추 등에 들어 있는 매운맛 성분입니다.

캡산틴의 매력은 라이코펜과 마찬가지로 강력한 항산화 작용에 있습니다. 항산화력이 베타카로틴의 약 1.5배로, 매우 우수합니다.

여기서 알면 도움이 되는 토막 지식 하나를 소개합니다. 캡산틴이 많이 들어 있는 대표적인 채소가 붉은 피망인데요, 이 붉은 피망이 피망의 완전한 모습이란 사실을 알고 있나요? 일반적으로 팔리는 초록색 피망은 성장 중인 과정에서 출하된, 한마디로 덜 자란 피망입니다.

붉은 피망은 초록색 피망을 약 7주 동안 숙성시킨 것으로, 캡산틴의 양이 증가할 뿐 아니라 비타민 C의 함유량도 높아집니다. 비타민 C 하면 레몬을 떠올리는 사람이 많을 텐데, 붉은 피망은 비타민 C가 레몬보다 2배 정도 풍부합니다. 캡산틴과 비타민 C를 동시에 섭취할 수 있는 붉은 피망은 강력한 채소 가운데 하나입니다. 캡산틴의 항산화 작용은 몸에 좋은 콜레스테롤(고밀도 지질단백질, HDL)을 상승시키므로 콜레스테롤 수치가 염려된다면 붉은 피망을 섭취하길 권합니다.

축적 연구 데이터

캡산틴은 비만 방지에 매우 효과적입니다. 한 연구에서 고지방식을 먹인 쥐와 고지방식+캡산틴을 먹인 쥐의 경과를 관찰한 결과, 캡산틴을 투여한 쥐는 체중 증가가 큰 폭으로 감소했습니다. 최근 비만이 심각한 사회문제로 대두되고 있는 만큼 우리도 철저히 예방해야겠습니다.

야간 시력이 저하됐다면…

루테인 lutein

영양소 계통	**카로테노이드계**
색소	**노랑, 주황, 빨강**
효능	**시력저하 예방, 눈의 보호**
대표적인 채소	**케일, 시금치, 소송채**

　루테인은 인간의 몸에 존재하는 영양소입니다. 어디에 존재할까요? 바로 눈입니다. 눈의 황반부(망막에서 시세포가 밀집되어 있는 부분으로 시력 및 색각이 가장 강한 곳)와 수정체에 많이 존재합니다.

　루테인은 체내에서 생성할 수 없기 때문에 음식을 통해 지속적으로 섭취해야 하는 영양소입니다. 안구 주변에 존재하는 루테인은 물론 눈에 좋은 효과를 줍니다. 안구 세포의 산화와 노화를 억제해 병의 발생과 시력 저하 예방에 도움이 됩니다. 블루라이트를 흡수하는 성질이 있어 유해

한 광선으로부터 눈을 보호하는 역할도 합니다.

루테인이 많이 포함된 채소로 유명한 것이 녹즙으로 자주 활용되는 케일입니다. 케일은 루테인뿐 아니라 비타민과 무기질도 풍부한 매우 우수한 채소 중 하나로, '채소의 여왕'으로도 불립니다.

시력이 약해졌다거나 예전보다 야간이나 어두운 곳에서 사물이 잘 안 보여 걱정이라면 루테인이 풍부한 케일을 섭취해보세요.

--------- **축적 연구 데이터** ---------

시각기능에 관계하는 루테인에 관한 흥미로운 해외 연구 자료가 있습니다. 임신 중인 모체의 루테인 섭취가 태아의 초기 시각발달에 영향을 준다는 연구입니다. 모체의 루테인 농도가 높을수록 태아의 시각발달에 좋은 영향을 줄 가능성이 있습니다.

눈이 피로해 불편하다면…

아스타잔틴 astaxanthin

영양소의 계통	**카로티노이드계**
색소	**빨강**
효능	**눈의 피로 개선, 시력 회복**
대표 음식	**연어, 새우, 게**

아스타잔틴은 채소와는 거리가 있지만, 우수한 피토케미컬입니다. 연어, 새우, 게 하면 어떤 색이 떠오르나요? 그렇습니다. 그 붉은색의 정체가 바로 아스타잔틴입니다. '바다의 카로티노이드'라고도 불리는 이 영양소의 강점은 몸의 세포까지 전달되기 쉽다는 점입니다.

뇌나 눈처럼 특히 중요한 신체기관은 불필요한 물질의 침입을 막기 위해 영양소의 관문이라 할 수 있는 필터를 갖추고 있습니다. 이 필터는 매우 철저하고 까다로워서 비타민 C와 비타민 E, 베타카로틴 같은 유명한 영양소도 통과할 수 없습니다. 그런데 아스타잔틴은 필터를 통과할 수 있는, 몇 안 되는 영양소 중 하나입니다. 그것만으로도 이 영양소의 중요성을 알 수 있습니다.

참고로 연어는 원래 흰살생선인데 세찬 물줄기의 강을 거슬러오를 때 받는 스트레스나 피로에 견디는 몸을 만들기 위해 많은 양의 크릴새우를 먹어 몸이 붉어지는 것이라고 합니다. 그 크릴새우에 들어 있는 아스타잔틴이 붉은색이라는 것을 알면 금방 이해가 되지요? 연어의 알에도 영향을 줘서 붉은 연어 알의 아스타잔틴은 알이 부화할 때까지 자외선 등으로부터 알을 보호하는 역할을 합니다.

채소뿐 아니라 이런 귀한 영양소를 섭취하는 것도 중요합니다. 쉽게 지치고 피로가 가시지 않는다면 아스타잔틴을 섭취하세요.

축적 연구 데이터

비만 남성을 대상으로 한 연구 자료에 의하면, 아스타잔틴에는 체성분(체중과 체지방)과 BMI(체질량지수, 비만 정도를 나타냄)를 감소시켜 지질대사를 개선하는 효과가 있습니다. 따라서 운동 전에 아스타잔틴을 섭취해두면 보다 좋은 효과를 볼 수 있습니다.

집중력과 기억력 저하가 걱정된다면…

로즈마린산 rosmarinic acid

영양소의 계통	**폴리페놀계**
성질	**영양성분**
효능	**뇌기능 개선**
대표 채소	**로즈마리, 소엽, 자소엽**

지금부터는 폴리페놀계 피토케미컬을 소개합니다. 먼저 자소엽(紫蘇葉, 깻잎과 비슷한 모양의 잎채소, 이파리 뒷면이 자주색이다)에 많이 들어 있는 로즈마린산입니다. 이 영양소는 약 65년 전, 로즈마리에서 처음 발견되었기 때문에 로즈마린산이라는 이름이 붙었습니다.

로즈마린산은 뇌에서 발생하는 도파민(dopamine, 중추신경계에 존재하는 신경전달물질로 부족하면 ADHD나 파킨슨병에 걸린다)의 양을 늘리고 그 도파민의 분해와 감소를 일으키는 원인인 아세틸콜린 분해 효소의 영향이 쉽게 미치지 못하게 하는 작용을 합니다.

따라서 노화로 인한 기억력, 집중력, 주의력 저하 및 의욕 상실 같은 뇌기능 개선에 도움을 주는 영양소입니다.

그 외에도 뇌 위축이 원인인 우울증의 완화와 알레르기성 질환의 개선에도 효과가 뛰어납니다.

또 로즈마린산은 천연 방부제라 불릴 만큼 항균 작용과 항바이러스 작용도 갖고 있습니다. 소엽으로 장아찌를 담그는 것은 이런 효과를 노린 것입니다.

최근 기억력이 떨어졌다거나 집중력과 주의력에 이상이 느껴진다면 의식적으로 로즈마린산을 섭취해보세요.

●───────── 축적 연구 데이터 ─────────●

주로 뇌에 좋은 영향을 주는 것으로 알려진 로즈마린산은 불면증 치료 효과의 가능성을 보여주었습니다. 로즈마린산을 섭취한 쥐와 섭취하지 않은 쥐의 수면을 비교했을 때 로즈마린산을 섭취한 쥐가 수면과 각성 주기 및 렘수면(얕은 잠)의 횟수를 감소시켜 총 수면 시간과 비렘수면(깊은 잠) 시간을 증가시켰다는 연구 자료도 있습니다.

노화를 막고 싶다면…

카테킨 catechin

영양소의 계통	**폴리페놀계**
성분	**떫은맛**
효능	**바이러스 예방, 노화 방지**
대표 음식	**녹차, 홍차**

지금까지 소개한 영양소는 대부분 색소 성분이었는데, 카테킨은 이들과 달리 떫거나 쓴맛 성분입니다. 카테킨도 항산화 작용을 하고, 그 외의 특징으로 살균 작용과 체지방을 감소시키는 작용을 합니다.

초밥집에 가면 식후에 진한 녹차를 내오는 경우가 있는데 단순한 입가심이나 식후 간단한 휴식의 목적도 있지만, 카테킨의 살균 작용을 이용해 식중독을 예방하기 위한 것이기도 합니다.

카테킨의 살균 작용은 감기나 인플루엔자 등의 바이러

스에도 효과가 있고 충치균에도 효과적이어서 꾸준히 마시면 예방에 도움이 됩니다.

그 외에도 카테킨은 뇌의 노화를 방지해 인지증(認知症, '어리석다'는 뜻의 한자어 '치매'의 대체어) 예방에도 효과적이라는 연구 자료도 많습니다.

카테킨은 식사 전후에 섭취하는 것이 가장 좋은데, 주식을 먹기 전에 채소와 함께 섭취하면 혈당치 상승이 더 완만해져 당뇨병 예방에도 효과적입니다. 충치가 걱정되거나 노화를 막고 싶다면 카테킨을 섭취하길 권합니다.

축적 연구 데이터

생쥐를 대상으로 한 어느 연구 자료에 따르면 카테킨을 장기간 섭취한 쥐는 노화에 따른 간과 신장 기능의 손상이 줄었고 몸의 염증과 산화 스트레스가 개선되어 수명이 10%나 늘었습니다. 또 카테킨은 노화에 따른 인지기능 저하를 억제한다는 것도 이 연구에서 확인되었습니다.

내장지방이 걱정된다면…
안토시아닌 anthocyanin

영양소의 계통	폴리페놀계
색소	청보라색
효능	눈 건강, 대사증후군 예방
대표 채소	가지, 자색 양배추, 자색 당근

사람은 태양으로부터 오는 자외선에 노출되면 피부를 보호하기 위해 멜라닌이라는 색소로 피부를 검게 하여 자외선의 침입을 막습니다. 식물 역시 색소를 사용해 자외선으로부터 몸을 보호하는데, 그중 하나가 안토시아닌입니다.

안토시아닌의 효과는 루테인과 비슷해서 주로 눈의 노화 예방에 작용합니다. 시력 저하를 예방하고 눈이 침침하거나 쉽게 피곤해지는 증상에도 효과적입니다. 그뿐 아니라 백내장과 녹내장 같은 질병도 예방합니다.

안토시아닌은 눈에 좋은 것 외에도 내장지방의 축적을 막는 데 도움이 됩니다. 즉, '내장지방증후군'이라고도 불리는 대사증후군(代謝症候群. 혈압상승·고혈당·혈중지질이상·비만, 특히 심뇌혈관질환 및 당뇨병의 위험인자가 한 개인에게 겹쳐 있는 상태) 예방에 효과적입니다. 40~74세의 경우 남성은 두 명에 한 명, 여성은 다섯 명에 한 명 꼴로 대사증후군이거나 대사증후군 예비군입니다(국민건강보험공단 자료에 의하면, 한국의 대사증후군 비율은 50대 이하에서는 남성이 높은 반면, 60대 이상에서는 여성이 남성보다 높다). 단, 안토시아닌은 체내에서 생성할 수 없기 때문에 요즘 들어 배가 나왔다거나 여름을 위해 살을 빼고 싶은 사람은 안토시아닌을 섭취하길 바랍니다.

축적 연구 데이터

안토시아닌은 근육의 피로회복에도 도움을 주는 효과가 있습니다. 30명의 건강한 남성을 두 그룹으로 나눠 한쪽만 안토시아닌을 섭취하게 한 후 30분간 운동을 시켰더니 안토시아닌을 섭취한 그룹이 그렇지 않은 그룹에 비해 근육통의 회복이 빠른 것을 확인할 수 있었습니다.

퀘르세틴 quercetin

영양소의 계통	**폴리페놀계**
색소	**노랑**
효능	**혈액순환 개선, 관절통 개선**
대표 채소	**양파, 브로콜리**

양파는 혈액을 맑게 한다는 말을 들어봤을 것입니다. 그 정체가 바로 퀘르세틴입니다. 퀘르세틴은 비타민 P의 일종으로 비타민 유사작용 물질이며 주로 비타민 C의 작용을 돕는 성분입니다.

퀘르세틴의 가장 큰 매력은 혈액순환 개선입니다. 몸의 구석구석에 산소를 운반하는 혈액 속 적혈구는 혈관의 상태가 정상이라면 자유롭게 변형하는 가는 모세혈관 속을 막힘없이 흐릅니다. 그러나 활성산소에 의해 혈관 가장 안쪽의 혈관 내피가 손상되면 세포 사이로 나쁜 콜레스테롤

(저밀도 콜레스테롤, LDL)이 쌓여 동맥경화를 일으키고 혈관의 유연성을 떨어뜨립니다. 그 결과 혈액이 제대로 흐르지 못합니다. 퀘르세틴은 활성산소로 인한 혈관 내피의 손상을 막아 혈관과 혈액의 건강에 도움을 줍니다.

이 효과는 양파 진액에 포함된 성분과 동시에 섭취하면 더욱 높아집니다. 그 외에도 퀘르세틴에는 항염증 작용도 있습니다. 나이 들수록 충격을 받기 쉬운 무릎과 허리의 관절통 증상 개선에도 효과적입니다.

혈액순환을 개선하고 싶거나 무릎과 허리가 아픈 사람은 퀘르세틴이 도움을 줄 수 있습니다.

축적 연구 데이터

퀘르세틴에 관한 연구 자료는 흥미로운 것들이 많습니다. 주로 노화와 관련된 연구가 많은데 공통적인 것은 퀘르세틴이 인간의 세포에 있는 미토콘드리아 수를 늘리고 그 능력을 높인다는 점입니다. 그에 따라 암 세포 증식을 방지하고 지방 증가를 억제하며 노화 세포를 파괴하는 효과가 있습니다.

숙취로 고생한다면…

커큐민 curcumin

영양소 계통	폴리페놀계
색소	노랑
효능	숙취 예방, 미용 효과, 대사 촉진
대표 채소	강황, 마늘

커큐민은 아라비아어로 '황금'을 뜻하는 '쿠르쿰(kurkum)'에서 유래했습니다. 이름대로 노란색 염료로 사용하는 지역도 있습니다.

커큐민은 생강과에 속하는 강황에 많이 들어 있습니다. 강황은 간을 보호해주는 성질이 있습니다. 간은 인체에서 가장 큰 장기로 그만큼 매우 중요한 기관입니다.

간의 주요 역할은 대사와 해독입니다. 커큐민은 담즙 분비를 촉진해 간 기능을 높여줍니다. 또 거의 알려지지 않았지만, 커큐민에는 맑고 아름다운 피부를 만드는 데도 효과적입니다. 인도에는 커큐민이 들어 있는 강황을 피부에 바르는 화장품이 있을 정도입니다.

또 최근에는 인지증 예방 효과도 속속 입증되어 앞으로 크게 활용될 가능성이 기대되는 성분입니다.

요즘에는 강황보다 터메릭(turmeric, 강황 뿌리를 말려서 빻은 향신료)이 더 유명한데, 커큐민 섭취에 가장 좋은 메뉴는 터메릭과 마늘이 들어간 카레입니다. 신진대사를 높이고 싶거나 술을 마신 후 숙취로 고생한다면 채소가 듬뿍 들어간 카레로 커큐민을 섭취하세요.

축적 연구 데이터

여러 연구 보고에 따르면 커큐민은 알츠하이머병의 원인으로 알려진 아밀로이드베타펩타이드(amyloid β peptide)라는 성분에 결합해 APP(amyloid precursor protein, 아밀로이드 전구체 단백질)대사를 저지 또는 조정하는 작용이 확인되었습니다. 이에 알츠하이머병 치료에 활용될 수 있을 것으로 기대가 모아지고 있습니다.

아무튼 건강하고 싶다면…

설포라판 sulforaphane

영양소의 계통	이온성 화합물계
성분	매운맛
효능	혈액순환 개선, 당뇨병 예방, 피부미용 효과, 비만 예방
대표 채소	브로콜리 새싹, 콜리플라워, 양배추

설포라판은 브로콜리를 비롯해 주로 십자화과(科) 채소에 많이 들어 있는 매운맛 성분입니다. 십자화과 채소 특유의 매운맛과 냄새를 가진 글로코라파닌(Glucoraphanin)이라는 물질이 씹거나 자르거나 가열하는 것으로 세포가 파괴되어 효소 미로시나아제(myrosinase)와 반응하면 설포라판이 생성됩니다.

설포라판의 가장 큰 매력은 강력한 항산화 작용입니다. 피토케미컬 중에서도 특히 뛰어납니다. 동맥경화에 의한 심근경색과 뇌경색을 예방하고, 혈당치 상승을 억제해 당뇨병을 예방하거나 개선하며, 피부 재생(피부는 평균 28일을 주기로 각질이 탈락되고 새로 형성된다)을 돕는 피부미용 효과가 있습니다. 또 비만 예방과 간 기능 향상, 위암의 원인이 되는 헬리코박터파일로리균의 감염 예방까지 효과를 발휘합니다.

설포라판 자체는 열에 강한 영양소지만, 생성에 필요한 효소인 미로시나아제는 열에 약하기 때문에 가열 조리하면 설포라판의 섭취량이 줄어들 수 있습니다. 또 설포라판은 수용성이라서 물에 데치거나 삶을 경우, 그 물을 함께 섭취하지 않으면 영양소를 흡수할 수 없으므로 주의가 필요합니다. 건강이 걱정되면 설포라판을 꾸준히 섭취하세요.

축적 연구 데이터

설포라판은 우울증에 효과가 있다는 연구 결과가 있습니다. 그뿐 아니라 세계 인구의 약 1%가 앓고 있다는 조현병의 정신기능(인지)을 개선합니다. 미국에서는 8세 어린이의 68명 중 한 명 꼴로 앓고 있는 자폐증 증상의 개선에 영향을 준다는 연구 자료도 있습니다.

체력을 키우고 싶다면…

알리신 Allicin

영양소의 계통	이온성화합물계
성분	향
효능	피로회복, 체력향상
대표 채소	마늘, 양파, 파

마늘을 먹고 난 후의 공포라 할 수 있는 입 냄새. 이 냄새의 정체가 알리신입니다. 사실 알리신은 마늘과 양파 등에 처음부터 포함되어 있는 것은 아닙니다. 마늘이나 양파를 자르고 다지고 가열하는 등의 조리 과정에서 알린(Alliin) 성분이 분해되어 알리신이 생성됩니다. 즉, 알리신을 적극적으로 섭취하려면 마늘을 다지거나 갈아서 먹는 것이 효과적입니다.

마늘의 효과 하면 무엇이 먼저 떠오를까요? 피로 회복, 체력 향상, 혈액순환 개선… 다양한데, 전부 정답입니다.

모든 것이 알리신의 효과입니다. 그 외에도 혈당치 상승을 억제하는 효과도 있습니다.

이런 효과는 알리신이 몸 안에서 비타민 B1과 결합해 일어나기 때문에 알리신은 비타민 B1과 함께 섭취하면 좋습니다. 비타민 B1은 몸을 움직이는 데 에너지가 되는 영양소로, 주로 돼지고기와 콩, 견과류에 많이 들어 있습니다.

탄탄면은 견과류가 들어간 중국식 비빔국수로 다진 돼지고기와 마늘을 듬뿍 넣어 만든 매콤한 양념을 올려 먹으면 알리신을 충분히 섭취할 수 있습니다. 채소 투자와는 거리가 먼 메뉴지만 '체력'을 키우고 몸에 '힘'을 불어넣고 싶다면 가끔은 이런 메뉴로 알리신을 섭취하는 것도 좋습니다.

축적 연구 데이터

알리신은 유방암에 효과가 있다는 연구 자료가 있습니다. 알리신이 암 세포의 세포 생존율을 떨어뜨려 암 세포의 세포자멸사(apoptosis, 신체에 필요하지 않거나 비정상적인 세포를 제거하기 위해 세포가 자연적으로 천천히 죽는 현상)를 촉진합니다. 이런 효과에 따라 알리신은 유방암의 항암제 성분 중 하나로 주목받고 있습니다.

나와 채소

사토 마사키

저는 이 책의 담당 편집자입니다.

이번 장에서는 채소가 갖는 강력한 영양소에 대해 소개했습니다. 사실 그 성과를 일찌감치 누린 사람이 바로 접니다. 저 역시 채소에 대해서는 다른 많은 사람처럼 '먹지 않으면 안 된다' '먹는 것이 좋다'는 생각은 했지만 왠지 저와는 멀게 느껴졌습니다. 그래서 적극적으로 먹지는 않았습니다.

그러던 중 저자 이와사키 씨의 혜안과 열의에 자극을 받아 지금은 하루 채소 섭취량 350g을 어렵지 않게 뛰어넘을 정도의 채소인으로 발전했습니다.

그뿐 아니라 책을 제작하면서 얻은 지식을 활용해 채소검정시험(채소와 과일의 지식을 습득해 식생활에 활용하는 것을 목적으로 하는 취미 수준의 검정시험) 3급을 취득했습니다.

채소의 매력에 빠진 결과, 어떻게 됐을까요? 건강은 물론 스스로도 놀랄 만큼 삶에 대한 의욕이 강해졌습니다. 매일의 행동 하나하나가 정확해지자 세상의 해상도가 3배 정도 세밀해졌습니다. 그 전에는 대충 이해했던 것들도 명확히 이해할 수 있게 됐습니다. 세상에는 대단한 식견을 가진 사람이 많은데, 그들이 보는 세상의 일부를 본 듯한 기분마저 듭니다.

본래 편집자는 겉으로 드러내는 직업이 아니기 때문에 이런 자리에서 말할 입장이 아니라는 것은 충분히 알지만, 독자 여러분도 저와 같은 체험을 하길 바라는 마음에 칼럼을 쓰게 되었습니다.

그런 이유로 저도 이 말을 하고 싶습니다. "여러분, 채소를 먹읍시다!"

4장

채소 투자의 수익을
극대화하고 싶다면?

'저위험 고수익'을 달성하는 채소 투자의 레버리지 활용법

1장에서 채소 투자에 대한 의욕을 불러일으켰고 2장에서 채소 투자의 3대 원칙을 배웠고 3장에서 채소가 가진 강력한 영양소를 공부한 당신은 이미 채소 투자를 시작할 준비가 되었습니다. 물론 채소 투자만으로도 충분히 건강해질 수 있지만 애써 시작했으니 그 이상의 세계도 보고 싶어질 것입니다.

그래서 이번 4장에서는 채소 투자로 이익을 극대화하기 위한 레버리지를 설명하려고 합니다. 레버리지란 '지렛대의 원리'를 가리키는 말로, 작은 힘으로 큰 힘을 만들어낸다는 의미입니다. 금융 투자에서는 차입금 등을 이용해 고수익을 얻을 때 사용됩니다. 그래서 고위험 고수익(high risk high return)이라는 인상이 강한데, 채소 투자의 레버리지는 저위험 고수익입니다. 투자로서는 아주 구미가 당기는 이야기인 셈이죠.

수익에 관해서는 다음에 이어지는 레버리지 해설에서 소개하기로 하고 그 전에 리스크(위험)를 알아봅시다. 바로 '화장실에 가는 횟수가 늘어난다' '생활 리듬이 변한다' '사고를 당할 가능성이 증가한다'입니다.

채소 투자를 시작하기도 전에 리스크를 우려하는 사람도 있을 텐데, 왜 이런 리스크가 동반되는지 책을 읽으면 이해할 수 있습니다. 위의 세 가지 리스크는 말 그대로 '위험'한 것이니 염두에 두고 읽기 바랍니다.

그래서 다시 한 번 두 사람을 불러냈습니다. 채소 투자자 워렌 베지트 씨와 채소 투자 생활 6주를 넘긴 청년A 씨입니다.

생활습관 개선,
슈퍼 채소인으로 가는 지름길

 오랜만이에요.

 네, 그 후로 꾸준히 채소를 먹고 있고 채소 투자를 시작한 지도 42일이 지났어요.

 얼굴 살이 빠지고 안색도 좋아졌네요.

 덕분에 체중이 2kg 빠지고 짜증도 줄었어요.

 일찌감치 채소 투자의 효과를 실감하는 것 같군요. 지난번에 말한 3대 원칙 '장기·적립·분산'에 따라 채소 투자를 실천하면 마음과 몸이 모두 건강해져요. 일과 취미, 자신이 하고 싶은 것에 매진할 수 있는 건강한 토대가 만들어지기 때문이죠. 6주간 지속하면 그 효과를 실감할 수 있어요, 지금 당신처럼요. 당신은 이미 어엿한 채소 투자자, 채소인입니다.

 고맙습니다. 선생님의 설명에 반론이랄까, 의문을 가졌던 제가 부끄러워요.

 어떤 일이든 시작할 때는 불안이 따르는 법이죠. 거꾸로 생각하면 처음에 불안을 드러냈고 그것을 해소했기 때문에 6주 동안의 채소 투자에 성공한 것이라 할 수 있어요. 여기까지 왔으니 채소 투자의 효과를 높여서 더 건강해지고 싶지 않아요? 채소인을 뛰어넘어 슈퍼 채소인을 목표로 하면 어떨까 싶어요.

슈퍼 채소인…. 왠지 화가 나면 엄청난 힘을 발휘하는 영화나 만화 주인공 같아요.

그건 또 뭐죠? 무슨 말인지 모르겠지만 아무튼 화는 필요 없어요. 슈퍼 채소인이 된다는 것은 채소 투자에 레버리지를 활용해서 채소의 효력을 최대한 받아들일 수 있는 몸이 되는 것을 의미해요. 그래서 생활습관을 개선해야 해요.

생활습관 개선…. 또 넘어야 할 벽이 높게 느껴지는데요.

아니, 그렇지 않아요. 6주간의 채소 투자로 넘쳐나는 활력을 조금만 생활습관 개선에 쓰는 것뿐이니까.

과제는 3가지예요. '물을 많이 마신다' '수면의 질을 높인다' '운동을 습관화한다' 이게 전부예요!

모든 생명활동의 원천
물을 많이 마신다

 인간이 먹는 것 가운데 꼭 필요한 것은 뭘까요?

 (베지트 씨는 채소 전문가니까…비위라도 맞춰볼까) 그야 물론
채소지요.

 저런, 지금 아첨할 때가 아니에요! 물론 채소와 탄소화물
등에서 얻는 5대 영양소는 인간이 건강하게 살아가는 데
없어서는 안 되는 성분이죠. 그러나 극단적으로 말해 이
들 영양소는 수 주간 먹지 않아도 살 수 있어요. 반면, 단
며칠이라도 섭취하지 않으면 살 수 없는 것이 있어요. 바
로 물입니다! 즉 '물을 많이 마시는 것'이 첫 번째 레버리지
예요.

 물을 많이 마시는 것만으로 채소의 영양을 섭취하기가 쉬
워지나요?

 그렇습니다. 성인 몸의 50~60% 정도는 수분이 차지해요.
물은 인체에 가장 많이 존재하는 물질로 생명 활동 전반에
관계하죠.

체내에 적절한 수분이 유지되기 때문에 피부는 부드럽게

보호되고 체온이 조절되며 혈액과 함께 영양소가 온몸에 전달되는 겁니다. 그야말로 물은 생명의 원천이에요. 그런데 심한 운동을 하지도, 더운 날 땀을 흘리지도 않았는데 우리 몸에서 수분이 손실됩니다. 대소변, 땀, 호흡으로 빠져나가기 때문이지요.

 소변이나 땀은 알겠는데 호흡으로도 몸에서 수분이 빠져나가나요?

네. 하루에 300㎖. 작은 페트병 분량의 수분이 호흡으로 배출됩니다.

그렇게 배출된 수분을 보충하지 않으면 인체는 소화·흡수·대사·배설 같은 기본적인 기능을 발휘할 수 없어요.

마치 메마른 땅에 씨를 뿌리는 것처럼 채소의 영양소도 충분히 작용할 수 없죠. 물은 건강이나 아름다움과는 밀접한 관계가 있습니다.

그야말로 생명의 물이네요. 하루에 얼마나 마셔야 해요?

엄밀하게는 체격이나 나이에 따라 다르지만, 춥지도 덥지도 않은 평균적인 기후에서 생활하는 사람의 경우 대략 하루에 2.5ℓ의 물이 필요합니다.

그렇게나요? 꽤 많은걸요.

이 양은 순수한 물뿐 아니라 커피나 차 같은 음료에 포함된 수분과 수프, 채소, 과일 등에 들어 있는 수분도 포함됩니다. 그 외에도 영양소를 대사할 때 이산화탄소와 물이 만들어지는데 이것이 하루에 약 300㎖예요. 이것을 감안하면 순수하게 마셔야 할 수분은 하루에 1.5ℓ 정도라고 생각하면 될 겁니다.

단, 커피나 알코올은 이뇨작용이 있어서 그런 음료를 많이 섭취하는 사람은 의식적으로라도 물을 조금 더 마시려고 노력하는 것이 좋아요.

 알겠습니다. 앞으로는 벌컥벌컥 더 많이 마실 게요.

 아니, 한꺼번에 마시면 그만큼 금방 배출되니까 늘 물을 마실 수 있도록 손이 닿는 곳에 놔두고 자주 목을 축이는 것이 바람직해요. 단, '아침에 일어나서 물 한 잔 마시기'는 매일 실천하면 좋습니다. 그렇게 하면 수면 중에 배출된 수분을 보충할 수 있어요.

아침의 혈액은 진해서 걸쭉한 상태예요. 그로 인해 혈전이 생기기 쉬워 뇌졸중이나 심근경색은 주로 아침에 일어나죠. 아침에 마시는 물 한 잔은 이런 위험을 피하고 잠자고 있던 위장을 깨워 영양소를 소화, 흡수할 수 있도록 준비시켜줘요. 또 자연스럽게 변의를 불러일으켜 변비를 예방하니 그야말로 좋은 점들뿐이죠.

 일을 끝내고 마시는 맥주가 신의 한 잔이라 생각했는데 앞으로는 아침에 마시는 물도 신의 한 잔이라 여겨야겠어요.

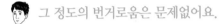꽤 간단한 생활습관 개선법이네요.

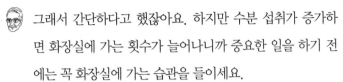그래서 간단하다고 했잖아요. 하지만 수분 섭취가 증가하면 화장실에 가는 횟수가 늘어나니까 중요한 일을 하기 전에는 꼭 화장실에 가는 습관을 들이세요.

그 정도의 번거로움은 문제없어요.

몸과 마음을 재생시키는 잠
수면의 질을 높인다

 채소 투자 효과를 끌어올리는 두 번째 레버리지는 수면의
질을 높이는 겁니다.

 수면이라면 간단히 개선할 수 있을 것 같은데요.

 그렇게 간단한 것만도 아니에요. 사람에 따라 어려울 수도
있어요. 특히 최근에는 수면의 가치를 하찮게 여기는 사람
도 많아요. 잠자리에서 스마트폰을 놓지 못하는 것도 숙면
을 방해하는 원인이 돼요. 수면 부족의 원인을 찾기 전에
수면이 얼마나 중요한지부터 설명하죠.

먼저, 수면은 휴식과 업데이트의 시간입니다.

근력 운동을 하는 사람의 경우, 숙면을 취하지 않으면 애
써 운동을 하고 단백질을 섭취해도 아무 소용이 없어요.
근육은 잠을 자는 동안에 회복되기 때문이에요. 그래서 제
대로 숙면을 취하지 못하면 이상적인 근육도 만들어지지
않아요. 근육뿐 아니라 장기와 면역기능도 수면 중에 정비
와 업데이트가 이루어집니다.

 면역기능이라고 하니 갑자기 고3 때 잠자는 시간을 줄이

면서 공부했더니 감기에 걸렸던 기억이 나요. 그때 감기만 걸리지 않았어도 내 인생은 달라졌을 텐데 말이죠.

 인생은 선택의 연속이에요. 한 가지 선택을 잘못했어도 다음부터 실수하지 않으면 아무 문제 없어요. 앞으로 제대로 된 선택을 하기 위해서도 수면에 신경 쓰면 됩니다.

 네! 잘 알겠습니다.

 여기서 한 가지 떠오르는 것이 있는데, 채소를 섭취해 컨디션이 좋아지면 건강해졌다고 착각해서 수면 시간을 줄이고 취미나 일에 시간을 쓰는 사람이 있어요.

그런데 이것은 수면 시간을 줄여 약해진 만큼을 채소의 영양소가 채우는 것뿐이에요. 이래서는 마이너스를 제로로 돌리는 것밖에 되지 않으니 애써 노력한 채소 투자가 아무 소용 없게 돼요. 투자는 '지금'이 아니라 '미래'를 내다보고 하는 겁니다. 이 점을 명심하세요.

갑작스럽지만 하나 물어봅시다. 내가 젊어 보이나요?

 어떤 의미인지 잘 모르겠는데요?

 말 그대로예요. 내 나이는 92세인데, 몇 살로 보여요?

 92세요? 그보다는 엄청 젊어 보여요! 60세 정도라고 생각했어요.

 그럴 겁니다. 이 젊음의 비결은, 당연히 채소와 레버리지의 효과예요. 특히, 젊음에는 수면이 큰 역할을 합니다. 지금부터 그 이야기를 하죠.

우리 몸 안에서는 섭취한 영양소를 합성해 낡은 세포를 대신할 새로운 세포를 만들고, 뼈와 근육을 만드는 작용이 항상 일어나고 있어요. 그런데 이 작용은 청년기부터 서서히 약해져서 나이가 들수록 느려집니다. 근육이 빠지고 피부가 처지는, 외형적인 노화도 진행되죠. 인간인 이상 노화는 피할 수 없어요. 그런데 굳이 노화에 박차를 가하는 사람도 있습니다.

 수면 부족인 사람인가요?

 맞습니다. 세포의 회복과 단백질 합성을 촉진하는 성장호르몬(Growth Hormone, 뇌하수체에서 분비되어 발육을 촉진하는 호르몬)이라는 물질이 있는데 이것은 평상시보다 수면 중에 많이 분비돼요. 그래서 수면이 부족하면 이 호르몬이 충분히 분비되지 못하니까 몸은 회복되지 않고 피로도 가시지 않아요. 그 결과 노화가 진행되는 겁니다.

 저도 들은 적 있어요. 밤 10시부터 새벽 2시까지는 성장호르몬이 분비되는 골든타임이니 그 시간에는 자야 한다고요.

 사실 그건 오해예요. 수면 중에는 깊은 잠 상태인 '비렘수면'과 얕은 잠 상태인 '렘수면'이 90분 주기로 반복되죠. 비렘수면 때는 뇌도 몸도 쉬지만, 렘수면 때는 몸이 잠을 자도 뇌는 깨어 있는 상태예요. 성장호르몬은 언제 자느냐와 관계없이, 잠들고 나서 90분 후에 찾아오는 비렘수면, 즉 깊은 잠이 들었을 때 많이 분비됩니다. 잠들고 나서 최초의 3시간 정도가 골든타임이라고 할 수 있죠.

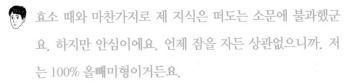

효소 때와 마찬가지로 제 지식은 떠도는 소문에 불과했군요. 하지만 안심이에요. 언제 잠을 자든 상관없으니까. 저는 100% 올빼미형이거든요.

그런 단순한 이야기가 아니에요. 성장호르몬을 충분히 분비시키고 뇌와 몸을 쉬게 하려면 수면의 질을 높일 필요가 있어요.

수면의 질이요? 베개를 바꾼다거나 따뜻한 생강차를 마시는 거 말인가요?

물론 그런 방법도 수면의 질을 개선하는 데 도움을 주지만 좀 더 기본적인 것을 설명하죠.

잠이 막 들었을 때, 얕은 잠이면 성장호르몬이 충분히 분비되지 않아요. 수면의 질을 높이려면 그 최초 단계에서 어떻게 깊은 잠에 드느냐가 중요하죠. 또 뇌와 몸의 휴식과 업데이트를 위해서는 비렘수면과 렘수면의 리듬이 끊어지지 않도록 충분한 수면 시간을 확보하는 것도 필요합니다. 그런 의미에서 옛날부터 귀가 따갑게 들어온 말, 규칙적으로 일찍 자고 일찍 일어나기를 실천하는 것이 무엇보다 중요합니다. 잠을 잤는데도 피로가 가시지 않거나 숙면을 취하지 못하는 사람은 생활리듬을 바꿔야 해요.

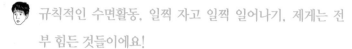 규칙적인 수면활동, 일찍 자고 일찍 일어나기, 제게는 전부 힘든 것들이에요!

뭔가를 얻으려면 현재 상태를 개선하려는 노력이 필요하다는 것을 잊지 마세요! 규칙적으로 일찍 자고 일찍 일어나는 것이 중요한 이유는 그것이 본래 몸의 리듬에 맞는 생활 패턴이기 때문이에요. 규칙적인 수면은 규칙적인 생활 패턴에서 시작됩니다. 그리고 규칙적인 생활 패턴을 지키면 생체시계(biological clock)가 제대로 작동하게 되지요.

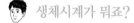 생체시계가 뭐죠?

생체시계란 몸에 일정한 리듬을 새겨서 의식하지 않아도 주기적으로 호르몬을 분비하고 체온을 조절해주는, 몸 안에 내재되어 있는 조절기능을 말합니다.

생체시계가 제대로 작동해야 몸의 기관들을 제어하는 자율신경도 정상으로 기능하고 섭취한 영양소의 소화, 흡수, 세포의 신진대사도 원활하게 이루어지죠.

그리고 이 생체시계는 사람이 낮에 활동하고 밤에는 휴식하는 것을 전제로 프로그램되어 있어요. 이것에 역행해 밤늦게까지 잠을 안 자거나 일어나는 시간이 불규칙하면 생체시계의 리듬이 깨져 몸이 본래 갖고 있는 능력을 발휘할수 없게 되죠. 자야 할 시간에 안 자면 수면 중에 작동하는 몸 본래의 기능이 방해를 받는 겁니다.

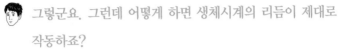 그렇군요. 그런데 어떻게 하면 생체시계의 리듬이 제대로 작동하죠?

한마디로 아침에 떠오르는 태양입니다. 매일 정해진 시간에 아침 햇빛을 쬐면 뇌에 '기분 좋은 아침'이라는 인식을 만들어줄 수 있어요. 뇌가 아침 햇살을 감지하면 생체시계가 재설정되어 몸의 활동 스위치가 켜지죠.

아침에 일어나 햇살을 받으며 크게 기지개를 켜는 것만으로도 확실히 활력이 생길 것 같아요.

맞아요, 아침 햇살 쬐기는 아주 중요합니다. 반대로 밤에 인공적인 빛을 많이 쬐면 생체시계의 리듬이 깨져버려요. 그래서 일찍 자고 일찍 일어나기를 권하는 겁니다.

또 밤에 질 좋은 수면을 취하기 위해서는 하루를 보내는 방법도 중요하겠죠? 휴일에 하루 종일 게으름 부리며 동영상만 봤다면 그런 날은 쉽게 잠이 오지 않을 겁니다. 아무튼 수면은 몸을 회복시키기 위한 것이니까요. 회복해야 할 것이 없으면 잠을 자고 싶은 욕구도 일지 않죠.

그럼 수면 욕구가 생기게 하려면 어떻게 해야 할까요? 하루를 충실히 보내는 것이 최선이겠죠. 이것은 다음의 레버리지3에서 자세히 설명하죠.

단, 전혀 의식하지 않아도 생체시계의 작용에 의해 일몰로부터 수 시간 후, 기상으로부터 14~16시간 후에 급속히 멜라토닌(melatonin, 활동일주기를 조절하는 호르몬)이라는 수면 호르몬이 증가합니다. 호르몬이 증가해 졸음이 느껴질 때 잠을 청하면 쉽게 잠을 이룰 수 있어요.

생각해보세요. 밤늦게까지 잠을 안 자는 사람도 밤 9시나 10시쯤 되면 졸리지 않나요?

네, 맞아요. 보통은 안 자려고 커피를 마시지만.

몸의 소리를 무시하다니 그건 어리석은 짓이에요! 몸의 소리는 건강의 척도로, 컨디션 회복에는 그것만큼 정확한 게 없어요. 몸의 소리에 따라 사는 것이 좋아요.

제가 잘못 생각했군요. 하지만 좋아하는 걸 할 수 있는 시간이 그때뿐이고, 장래에 성공하기 위해 수면 시간을 아껴가며 일하는 사람도 있잖아요.

'생활리듬의 변화'에 단점을 느끼는 사람도 있어요. 그런데 장래를 생각한다면 좋아하는 것을 하거나 남은 일을 정리하거나 공부하는 시간을 밤이 아니라 아침으로 바꾸는 것이 좋아요. 아침 일찍 일어나서 그런 일을 하면 되죠. 이 변화는 단점이 아니라 이점입니다.

밤에 수면 시간을 충분히 확보하는 것만으로도 뇌가 산뜻하게 회복되고, 몸이 재생되어 힘차게 움직일 수 있어요. 그래서 취미도 공부도 효율이 높아지죠.

또 성장호르몬의 작용으로 건강한 피부까지 얻을 수 있어요. 그야말로 질 좋은 수면은 무료로 받을 수 있는 고급 피부 관리예요. 게다가 그걸 매일 받을 수 있죠. 수면만큼 미용과 건강에 효과적인 것은 없습니다. 보면 알겠지만 나도 이 나이에 피부가 팽팽하잖아요. 나를 보면 채소 투자와 수면이 얼마나 높은 상승효과를 만들어내는지 알 수 있을 거예요.

확실히 대단해 보여요! 그러고 보니, 여자친구가 피부관리도 받고 화장품과 미용실에도 돈을 쓰는데 생활방식은 올빼미형이에요. 이런 생활습관은 여자친구와 같이 개선해야겠어요.

그래요. 무슨 일이든 혼자보다 여럿이 함께하는 것이 성공하기 쉽죠. 특히 여자친구는 미용에 관심이 있어 보이니 어떤 화장품보다 수면이 미용 효과가 크다는 것을 알려주는 것이 좋겠네요. 적극적으로 협력해주지 않을까요?

틀림없어요! 그런데 수면 시간은 어느 정도가 좋아요?

수면 시간도 중요하죠. 미국 캘리포니아대학에서 감기 바이러스에 감염시킨 실험 대상자의 감기 증상 발증률을 조사한 「행동을 통해 평가된 수면 및 감기에 대한 취약성」이라는 연구가 있어요. 그 연구에서는 야간의 평균 수면 시간이 5시간 이하인 사람은 수면 시간이 7시간인 사람에 비해 4.5배 많이 발증한다는 결과가 나왔어요. 당신이 고3 때 수면 시간을 줄여 공부하다 감기에 걸렸던 것처럼요.

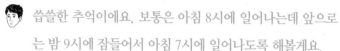 씁쓸한 추억이에요. 보통은 아침 8시에 일어나는데 앞으로는 밤 9시에 잠들어서 아침 7시에 일어나도록 해볼게요.

아니, 그건 너무 오래 자는 거예요. 오래 잔다고 좋은 것은 아니에요. 수면 시간에 관해서는 이런 연구 결과도 있어요. 나고야대학의 연구팀이 일본인 11만 명을 10년간 추적 관찰한「수면 시간과 사망 위험」조사에 의하면, 조사 기간 중 사망률이 가장 낮았던 남녀 모두 평일 수면 시간이 7시간 (6.5~7.4시간)이었어요.

미국에서도 대규모 조사가 이루어졌는데, 여기서도 7시간 수면을 취한 사람들의 사망률이 가장 낮다는 결과를 얻었어요. 양쪽 모두 7시간 수면을 밑변으로 해서 너무 짧아도, 너무 길어도 사망률이 높은 U자 모양의 그래프가 나타나죠. 우선 기상시간을 일정하게 정하고 그때로부터 7시간 전에는 잠자리에 들도록 하면 됩니다.

오전 5시에 일어난다고 정했으면 밤 10시에는 잠자리에 들어야 해요. 이 정도 일찍 일어나면 출근 전까지 많은 것을 할 수 있을 거예요. 또 휴일에도 너무 늦게 일어나지 않도록 하는 것이 좋아요.

이것을 실천할 수 있으면 자연스럽게 질 좋은 수면을 취할 수 있고 몸도 개운해질 겁니다. 몸을 개운하게 하는 데는 목욕보다 수면이죠!

수면으로 몸이 개운해진다는 말을 하면 여자친구도 관심을 가질 것 같아요.

그럼 오늘부터 수면 습관을 개선하도록 노력해보세요. 이어서 마지막 레버리지3에 대해 알아봅시다. 이것이 하루의 활동을 충실하게 만들어 질 좋은 수면으로 이어줄 열쇠가 될 거예요.

건강하게 오래 사는 비결
운동을 습관화한다

슈퍼 채소인이 되기 위한 마지막 레버리지는 바로 운동입니다!

흐음. 물은 몰라도 수면과 운동은 너무 당연한 거 아니에요? 오히려 잘 자고 운동하면 채소 섭취와 관계없이 건강해질 수 있을 것 같은데요.

맞아요, 당연한 거죠. 그런데 운동이 건강에 좋다는 것은 알지만 습관화하지 못하는 사람이 많아요. 이것은 채소가 몸에 좋다는 것을 알지만 필요한 양을 섭취하지 않는 것과 같아요.

저도 운동하려고 헬스장에 등록했는데 잘 나가지 않아요.

그런데 당신은 이미 채소 투자를 6주나 하고 있어요. 어때요? 예전보다 몸도 가볍죠?

듣고 보니 그래요. 아침에 일어날 때 몸이 나른한 느낌은 없어요.

거기까지 갔으면 몸을 움직이는 것도 귀찮게 느껴지지 않을 거예요. 수면과 운동은 분명 당연한 것인데 채소 투자를 함으로써 '당연한 것을 할 수 없는' 상태에서 '당연한 것을 할 수 있는' 상태로 바뀔 수 있습니다. 성공한 사람들은 입을 모아 이렇게 말하죠. "당연한 것을 했을 뿐이다." 성공자에 다가가기 위해서도 채소 섭취는 중요해요.

그래도 역시 운동은 귀찮아요.

만일 내일 지구가 멸망한다고 칩시다. 당신이 매일 운동하는 것으로 멸망을 피할 수 있다면 어떻게 할 건가요?

그야 운동하죠! 지구의 미래가 달렸으니까.

이건 약간 과장된 예지만, 운동 부족이 질병이나 죽음과 관련된 것은 사실입니다. 이런 자료가 있어요. 일본 국립 암연구센터가 하루 신체 활동량과 사망과의 관련을 추적 조사한 대규모 연구예요. 일본인의 3대 사망원인은 암·심장질환·뇌졸중인데, 남녀 모두 하루 신체 활동량이 많을수록 30~40% 정도 사망 위험이 낮아진다는 결과를 볼 수 있었어요(2021년 한국인의 3대 사망원인은 암·심장질환·폐렴으로 전체 사망의 43.1%다). 즉, 젊다고 운동을 하지 않으면 나중에 후회합니다.

채소 투자와 마찬가지로 당장은 필요성을 느끼지 않아도 나중에 영향을 주는군요.

아니, 운동 투자는 채소 투자 이상으로 성과를 빨리 확인할 수 있어요. 먼저 움직이지 않고 안정 상태일 때 세포는

쓸데없이 칼로리를 소비하고 싶지 않기 때문에 '신진대사 속도를 낮춰도 된다'고 인식합니다. 이것을 '절약모드'라고 합시다.

그리고 운동을 하면 세포에 자극을 줘서 세포들 간에 빈번하게 영양소를 주고받게 되죠. 그 결과 세포가 건강한 상태를 유지할 수 있어요. 이것을 '열혈모드'라고 합시다.

이 모드로 이행하면 영양소를 운반하기 위해 혈액순환이 활발해지고 산소도 몸 구석구석까지 전해지죠. 그럼 혈액이 갖는 열에너지가 돌아서 냉증이나 어깨결림도 개선되고 장도 활성화되어 신진대사도 향상되죠. 한마디로 '건강'해지는 겁니다.

몸을 움직이지 않는 것보다 움직이는 것이 컨디션에 좋다. 이런 경험은 누구나 갖고 있을 거예요. 이것이 바로 운동 투자로 열혈모드의 혜택을 받아 며칠 만에 이익을 얻을 수 있는 이유죠.

 그렇군요. 확실히 헬스장에 간 다음 날은 몸이 가벼워요.

 채소 투자로 영양분을 섭취한 상태를 예로 들면, 절약모드인 경우 애써 섭취한 영양분도 사용하지 않은 채 배출되어 버려요. 그러나 열혈모드로 이행하면 세포가 영양분을 원하기 때문에 채소가 갖는 강력한 영양소의 효과가 몸 안에서 충분히 발휘됩니다. 강력한 영양분은 건강한 피가 되고 튼튼한 뼈가 되죠.

 그렇게 해서 슈퍼 채소인이 된다는 말씀이군요.

 그렇죠! 운동은 영양소를 활용하는 기폭제예요. 몸의 흐름
을 원활하게 하는 '물', 그리고 몸의 기능을 정상으로 돌리
는 '수면', 이것들이 하나가 되어 몸에 좋은 순환을 가져오
는 것이죠!

 이 선순환이 슈퍼 채소인의 비결이군요. 그런데 어떤 운동
을 얼마나 하는 것이 좋은가요?

 여기서는 후생노동성의 보고서 『건강을 위한 신체활동량
기준 2013』을 참고해 설명하죠. 운동량은 스포츠로 몸을
움직이는 것뿐만 아니라 일상적인 집안일, 산책, 이동 시
에 자전거를 타거나 계단을 오르내리는 신체활동을 포함해
도 됩니다. 메트(MET)라는 말을 들어본 적 있나요?

 멧츠… 그게 뭐죠?

 메트(메타볼리즘metabolism의 줄임말로 1을 제외한 단위표기는
METs)는 운동과 신체활동의 강도를 나타내는 단위예요. 안
정 상태를 유지하는 데 필요한 산소량을 1MET로 해서 어
떤 운동이 안정 상태의 몇 배 에너지를 소비하는가를 나타
낸 것이죠.
일반적으로 걷는 운동이 3METs인데, 18~64세의 경우 이
보행과 동등한, 즉 3METs 이상 강도의 신체활동을 매일

신체활동 강도표

신체운동	활동 강도 (METs)	생활운동
	1	가만히 앉아 있는 상태(1.0) 책상에 앉아 업무 보기(1.5)
요가·스트레칭(2.5)	2	요리, 세탁(2.0)
걷기(3.5) 가벼운 근력 운동(3.5)	3	개 산책시키기(3.0) 청소기 돌리기(3.3) 욕조 청소(3.5) 농작업 농작물 심기(3.8)
수중 워킹(4.5) 골프(4.8)	4	자전거 타기(4.0) 천천히 계단 오르기(4.0) 출퇴근과 통학(4.0)
빠르게 걷기(5.0)	5	다람쥐 쫓기(5.0) 동물과 활발하게 놀기(5.3) 아이와 활발하게 놀기(5.8)
등산(6.5)	6	
조깅(7.0)	7	
사이클링(8.0)	8	계단 빠르게 오르기(8.8)
축구(10.0) 줄넘기(12.3)	10-12	

60분 이상 하는 것이 건강해지기 위한 기준이라고 되어 있어요. 산책이나 걷기로 환산하면 하루 약 8천~1만 보 정도예요. 체중 60kg인 사람이 하루 1만 보를 걸으면 약 300kcal의 에너지를 소비하는 것이 됩니다.

출퇴근 때 걷고, 일상의 움직임도 포함하면 1만 보 정도는 걸을 수 있을 것 같아요.

가만히 누워만 있는 게 아니라면 1만 보는 달성할 수 있을 겁니다. 걷기 외에도 전동 어시스트 자전거(전동기로 사람의 힘을 보조하는 자전거)를 타거나 가재도구 정리, 주방일도 3METs에 해당합니다. 아무튼 가만히 있기보다 뭔가 활동을 하면 에너지는 소비되죠.

많이 움직이라는 말씀이시군요.

그래요. 또 이것보다 더 강도 있는, 숨이 차고 땀이 흐르는 정도의 운동을 일주일에 60분 정도 하기를 권하는데, 가령 야구나 축구 등의 구기 종목의 운동이나 수영, 조깅 등이 좋아요.

일정한 구령에 맞추어 신체 각 부분을 고루 움직이는 국민체조를 열심히 하는 것도 좋습니다. 60분을 한 번에 하는 운동이 아니라, 20~30분씩 2, 3회 나누어 하는 것도 상관없어요. 이렇게 숨이 차는 운동을 유산소 운동이라 하는데, 산소를 소비해서 지방과 당질을 에너지로 바꿔 연소시키는 효과가 있어요.

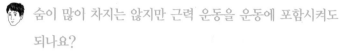 숨이 많이 차지는 않지만 근력 운동을 운동에 포함시켜도 되나요?

물론 근력 운동도 좋은 운동입니다. 강도에 따라 3.5~ 6METs 정도 소비할 수 있어요. 거기에 근육이 늘어나면 기초대사량도 증가해 효율적으로 탄수화물과 지방이 연소되기 쉬운 몸이 되는 이점도 있죠.

그런데 거꾸로 몸에 충분한 에너지가 축적되지 않은 상태에서 근력 운동을 하면 에너지를 확보하기 위해 근육이 분해되고 그 결과 근육이 감소해버리므로 무리한 식사제한을 하는 사람은 주의가 필요합니다.

근력 운동으로 근육량을 늘리려다 반대로 감소할 수 있다니 조심해야겠어요.

A씨는 근력 운동에 만족해서 운동 후에 폭식하는 타입 아닌가요?

윽! 너무 잘 아시네요.

식사와 운동 양쪽에서 접근해야 다이어트와 건강에 선순환이 생겨요. 다시 한번 강조하지만 식사든 운동이든 균형을 맞추는 것이 중요합니다.

다시 본론으로 돌아가죠. 근력 운동을 할 경우 적당한 무게의 아령 등으로 가슴과 하체 근육을 사용하는 동작을 각각 8~12회 실행합니다. 그것을 2~4세트 반복하는 것이 좋아요. 그 운동을 일주일에 2, 3회 하는 것이 이상적입니다. 강도가 너무 강하면 허리나 관절에 무리가 올 수 있으니 너무 많이 하는 것도 좋지 않아요.

 그렇군요. 그런데 저는 너무 많이 하기는커녕 헬스장에 일주일에 한 번도 가다말다 하는 상황이라서 운동량이 많이 부족해요.

 그렇겠군요.

 평일에는 일에 쫓겨 운동할 시간이 없어요.

 쉽게 변명하는 것이 당신의 나쁜 버릇이에요. 일상에는 운동이 되는 투자 대상이 넘쳐납니다! 시간이 없으면 없는 대로 해결책을 생각하면 돼요.

예를 들면, 운동이 부족하면 쉽게 잠이 오지 않으니까 잠자리에 들기 전에 요가나 간단한 맨손체조, 스트레칭을 하면 좋습니다. 이것은 텔레비전을 보면서도 할 수 있어요.

양치질을 하면서 다리를 굽혔다 펴는 운동을 하거나 낮에는 엘리베이터를 타지 않고 계단을 이용하거나 가끔은 선 자세로 일을 해보면 어때요? 찾으려고 하면 운동할 거리는 얼마든지 있어요.

저는 이런 운동들도 추천하지만 무엇보다 자주 활용해야 하는 것은 걷기라고 생각해요.

걷기! 원시적이지만 걷는 거라면 다른 것을 하면서 동시에 할 수 있을 것 같아요.

 그래요. 의식적으로 걸음 수를 늘리는 겁니다. 활동 강도로 말하면 역이나 건물에서 엘리베이터를 탄 경우 1.3METs인데 계단을 천천히 오르면 4METs, 빠르게 오르면 8.8METs예요. 엘리베이터를 타는 것에 비해 약 7배의 에너지를 소비할 수 있죠.

또 혼자 식사를 하면 1.5METs인데 누군가와 대화하면서 식사를 하면 2METs의 소비량이 됩니다. 아이나 애완동물과 노는 것도 2~3METs예요. 혼자 사는 사람은 타인과의 관계도 적으니 일부러라도 활동량을 늘리는 것이 좋아요.

당신은 도시에 살죠? 그렇다면 30분 정도 걸리는 길은 버스나 택시를 타지 않고 걸어서 간다거나 애완견 산책 시간을 좀 더 늘린다거나 집 청소를 운동이라 생각하고 자주 하는 것도 좋습니다. 또 목적지보다 한 정거장 전에 내려서 걸어가면 부족한 운동량을 보충할 수 있어요.

 알겠습니다. 마침 푹 빠져 있는 라디오 프로그램이 몇 개 있는데 그걸 들으면서 걸어야겠어요.

 평소 거의 운동을 하지 않는 사람 중에는 영양 부족으로 몸의 컨디션이 좋지 않아 결과적으로 운동을 싫어하는 경우도 많아요. 그런 사람은 영양을 보충하는 것만으로도 의외로 간단히 운동 습관을 들일 수 있어요.

운동하는 습관이 생기면 저절로 밖에 나갈 기회가 늘어나는데 동시에 늘어나는 것이 '교통사고를 당할 확률'입니다. 이것만큼은 주의해야 해요.

그게 운동에 따르는 리스크인가요? 교통사고는 놀러 나가거나 차를 타도 당할 수 있잖아요.

그래요. 충분히 이해했을 테지만 채소 투자에서의 레버리지는 로리스크 하이리턴(저위험 고수익)입니다.

채소를 맛있게 먹고 로리스크인 레버리지로 건강과 행복의 하이리턴을 얻는다는 말씀이죠? 말만으로도 정말 달콤한 투자네요.

그렇죠. 채소 투자는 아주 달콤해요!

건강에 대한 정보와 지식은
최고의 레버리지

　물·수면·운동. 이 레버리지로 채소 투자의 효과가 높아져 놀랄 정도로 심신의 건강이 좋아지는 것을 느낄 수 있습니다. 그런데 가끔 이런 사람이 있습니다.

　"그다지 실감하지 못했어요. 정말 효과가 있어요?"

　그런데 그런 사람에게 차근차근 물어보면, 본인은 '그렇게 하고 있다고 생각'하지만 실제는 그렇지 않은 경우가 대부분입니다.

　이 책에 나온 것들을 실천하면 반드시 효과를 실감할 수 있습니다. 그리고 효과를 느끼기 시작했다면 인식을 한 단계 높여서 더욱 건강에 대해 생각하도록 하세요.

　지금까지 소개한 채소 투자를 시작하고 레버리지로 이익을 높이세요. 이것은 확실한 정보를 손에 넣을 수 있는 방법입니다. 그러나 건강에 대해 좀 더 깊이 생각할 경우, 이 책에 쓰여 있는 것은 시작에 불과합니다.

가령 채소의 영양소만 해도 이 책에서는 '항산화 작용이 있다' '피곤한 증상에 효과적이다' 하는 정보만 소개했습니다. 그러나 건강에 대한 정보를 더 깊이 찾아보면 어떤 영양소가 몸 안에서 어떤 세포에 작용해 어떤 효과가 나타나는지 그 메커니즘에 대해서도 배울 수 있습니다.

그래서 조금이라도 건강을 실감했다면 이렇게 생각해보세요.

'왜 나는 건강해질 수 있었을까?'

이런 생각을 하면 지식의 샘물을 마시고 싶어질 것입니다. 영양학을 비롯해 건강해지기 위한 지식은 살아가는 데 필요한 학문입니다. 이것을 배우는 것과 배우지 않는 것은 넓은 범위의 인생이라는 차원에서 볼 때 큰 차이를 만들어 냅니다.

근거 없는 건강 비법에
쉽게 속는 이유

영양학을 포함해 건강에 대한 지식은 읽기나 쓰기, 계산처럼 학교에서 배우는 학문에 뒤지지 않는, 아니 생명에 직결하는 것이므로 생명과 같거나 그 이상으로 중요한 실용 학문이라고 생각합니다.

그런데 영양과 건강에 대해서는 학교에서 자세히 가르치지 않습니다. 어른이 되어 건강에 자신이 없어졌을 때 비로소 건강에 눈을 돌리게 되는데, 안타깝게도 건강학의 기초 지식이 없는 탓에 방법론으로 내달리는 경우가 많습니다.

'세상에는 이 식품만 먹으면 암을 예방할 수 있다' '이 기구로 운동하면 살이 빠진다' '이 화장품을 바르면 피부가 매끄러워진다'는 식의 편리한 건강식품과 생활용품이 넘쳐

납니다.

　이런 상품을 접하면 지식이 없기 때문에 마케팅 수법에 넘어가 구입하는 경우가 많습니다.

　또 효과가 있을 만한 것들, 가령 탄수화물 제한 다이어트나 코어운동(골반과 척추를 지지하는 근육을 만들기 위해서 하는 운동)도 자신의 몸 상태에 대한 고려나 사전 지식 없이 무작정 하기 때문에 효과를 보지 못해 금방 질려버립니다. 근거 없는 건강법과 마찬가지로 효과 없는 방법 중 하나로 끝납니다.

　그런데 왜 이런 근거 없는 건강 비법을 믿는 걸까요?

　그것은 인간이 근본적으로 편하게 살고 싶어 하는 생물이기 때문입니다.

편한 방법을 알면 행동하지 않는다

미국 오리건주에 거주하는 비만 성인을 대상으로 한 흥미로운 연구를 소개합니다. 실험 대상자를 세 개의 그룹으로 나누고, 다이어트를 위해 운동법과 식단을 지도했습니다. 그리고 이 가운데 두 그룹에게는 영양제를 먹게 했습니다.

첫 번째 그룹에게는 '이 영양제를 먹으면 반드시 살을 뺄 수 있다'고 말했습니다. 두 번째 그룹에게는 '당신이 받은 영양제는 효과가 있거나 없거나 반반의 확률이 있다'고 말했습니다. 그리고 세 번째 그룹에게는 영양제는 주지 않은 채 경과를 관찰했습니다.

플라세보 효과(placebo effect)라는 말을 들어본 적이 있나요? 생리학적 효과가 없는 가짜 약을 복용했는데도 환자가

'이 약은 효과가 있다'고 믿음으로써 병의 증상이 개선되는 현상을 플라세보 효과, 혹은 속임약 효과라고 합니다. 이 실험에서도 영양제는 가짜였고 아무런 과학적 효과가 없었습니다.

실험 결과는 어땠을까요? 운동과 식단의 지도를 받았고, 위약이기는 하지만 영양제를 먹는다는 기분까지 더해졌기 때문에 가장 효과가 큰 그룹은 '반드시 살을 뺄 수 있다'고 했던 첫 번째 그룹일 거라 생각했는데 오히려 가장 효과가 없었습니다. 반면, 영양제를 먹지 않은 세 번째 그룹이 가장 큰 효과를 보였습니다.

첫 번째 그룹은 영양제 효과에 기댄 나머지 다이어트의 기본인 식사 조절과 운동을 소홀히 했던 것입니다.

건강에 대한
올바른 지식을 얻으려면…

앞의 실험에서 첫 번째 그룹은 바라는 결과가 나오지 않았을 때 영양제의 효과를 의심하냐는 질문에 '더 먹으면 살을 뺄 수 있을 것'이라며 오히려 영양제에 더 의존하게 되었습니다. 그렇게 해서 차츰 스스로는 아무 것도 하지 않게 되어 결국 다이어트는 성공하지 못했던 것입니다.

이 결과를 통해 사람은 처음에 편한 방법을 알면 필요한 행동을 하지 않게 된다는 것을 알 수 있습니다.

반대로 영양제를 먹지 않고 식단과 운동법만 실행한 세 번째 그룹은 차츰 체중이 줄었습니다. 자신이 실천한 결과 확실한 효과가 나타나자 더욱 실천에 힘을 쏟았습니다.

이것이 교육의 힘인 동시에 어려움입니다.

건강에 대한 인식을 높이고 싶을 때 인터넷이나 입소문

으로만 정보를 얻으려고 하면 거짓 정보에 휘둘릴 수 있습니다. 사실 그 정보의 토대가 되는 학술논문이나 전문서적을 읽어보는 것이 확실한 방법이긴 하지만 전문 용어가 많아서 이해하기 어렵습니다.

또 전문가를 멘토로 두는 방법도 있는데, 주변에 그런 전문가가 없는 경우가 대부분입니다.

따라서 우선은 기본 지식을 갖추는 것이 무엇보다 중요합니다. 그것은 이 책의 내용을 이해하는 것만으로도 충분합니다.

현실 베지트(저자)와
현실 청년(편집자)의 대화②

베지트 불만이 하나 더 있는데 말해도 될까요?

청 년 뭔데요? 말씀해보세요.

베지트 이 책에서 나를 현실 베지트라고 썼는데, 베지트 씨는 90대잖아요. 나는 40대예요.

청 년 죄송합니다. 하지만 여기서 그 역할을 맡아서 허락하신 줄 알았죠.

베지트 그래요. 알겠어요.

청 년 그런데 40대로도 보이지 않아요. 피부도 깨끗하고 30대 초반처럼 보여요.

베지트 고맙습니다. 피부라고 하니까 생각났는데, 또 하나 보조적인 레버리지법이 있습니다.

청 년 네? 뭐죠?

베지트 목욕이에요. 따뜻한 물에 몸을 담그면 부교감신경이 자극을 받아 몸을 안아주는 것과 같은 행복감과 안심감을 느낄 수 있어요.

청 년 그렇군요.

베지트 또 여유롭게 식사를 하는 것도 부교감신경을 자극해 안심감과 행복감을 충족시켜줍니다. 스트레스가 쌓이면 먹는 것으로 발산하고 싶어지잖아요? 그게 좋은 예지요.

청 년 맞아요. 저도 가끔 발산해요.(웃음)

베지트 여행지에서 여유롭게 즐기는 온천과 식사, 이것은 건강뿐 아니라 정신적인 면에서도 최고의 힐링이죠. 혼자가 아니라 가족이나 친구, 배우자와 함께라면 상승효과를 얻을 수 있어요.

청 년 그렇군요. 저도 책이 나오면 휴가를 내서 가야겠어요.

베지트 좋죠. 그럼 출간 축하 파티는 온천에서.(웃음)

5장

건강은 전염된다

"여러분의 건강은
여러분만의 것이 아닙니다"

끝까지 함께해준 여러분께 감사드립니다. 그런데 채소에 대한 저의 생각은 아직 끝나지 않았습니다. 1장의 'Q 딱히 오래 살고 싶지 않아요'에서 저의 생각이 폭발해버렸는데 마지막으로 한 번 더 제 생각을 전하고 싶습니다. 채소 투자는 자신의 의지로 행동에 옮겨야 합니다.

채소에 투자해 지속적으로 건강이라는 이익을 얻을지, 지금 그대로 불안을 느끼면서도 어떻게든 될 거라 여기고 평소 그대로 생활할지, 그것은 자신의 의지에 달렸습니다.

타인에게 잔소리를 듣든 이 책을 여러 번 읽든 결국 채소를 먹는 것은 자신이고 그 이익을 얻는 것도 자신입니다.

채소에 대한 지식을 전달하고 흥미를 유발해 채소 섭취 의욕을 일게 만드는 것까지는 이 책으로 가능하지만, 그 이후는 여러분 자신이 바꿔야 합니다.

여러분이 걸어갈 '채소도(道)'에서의 장애물은 이 책이 전부 제거해줄 테지만 나머지는 스스로 걸어가야 합니다. 오늘, 그 한 걸음을 내디뎌보세요.

여러분이 내디딘 그 한 걸음은 여러분만의 세계로 끝나지 않습니다. 건강은 전염됩니다.

직장인의 건강에 관해 조사하고 쓴 논문에 따르면 직원 한 명이 건강한 생활습관을 갖고 있는 경우 동료의 건강 의식도 높아진다고 합니다. 더불어 동료의 채소 섭취량과 운동량도 늘어나는 것으로 나타났습니다.

여러분의 건강은 여러분만의 것이 아닙니다. 내 몸이니 내 멋대로 해도 된다거나 폭음과 폭식을 반복하는 악순환의 생활을 한다면 그것이 타인에게 나쁜 본보기가 되어 타인의 건강, 나아가서는 세상의 불건강을 초래합니다.

이것은 육아에서도 마찬가지입니다. 부모는 자식이 건강하기를 바라는데 그렇게 키우려면 무엇이 필요할까요? 그것은 부모, 바로 여러분의 뒷모습입니다.

여러분이 건강을 의식해 모범을 보이는 생활을 하면 말하지 않아도 자녀는 그 뒷모습을 보고 부모가 바라는 대로 성장합니다.

과식을 막고
혜택을 깨닫는 식사

식사에 대한 인식과 기억을 다룬 흥미로운 연구 자료가 있습니다. 식사할 때 텔레비전을 보거나 책을 읽거나 게임을 하거나 스마트폰을 보면 식사에 온전히 집중할 수 없다는 것입니다. 이처럼 무언가를 하면서 하는 식사는 과식을 불러옵니다.

또 뷔페에서 식사 중에 접시를 치우거나 술잔과 술병을 정리하면서 술을 마시는 경우도 자신이 얼마나 먹고 마셨는지 기억할 수 없어 과식과 과음으로 이어집니다. 이런 연구에서도 알 수 있듯이 식사에 대한 의식과 기억은 섭취량을 조절해주는 이점이 있습니다.

식사에 집중할 수 있는 동기가 되는 말은 평소 우리가 흔히 하는 '잘 먹겠습니다' '잘 먹었습니다'입니다.

'잘 먹겠습니다'는 식사 시작의 신호일 뿐 아니라 계절을 인식하고, 음식에 담긴 마음을 느낄 준비가 되었다는 신호입니다. 또 '잘 먹었습니다'는 단지 식사가 끝났다는 신호가 아니라 조금 전까지 살아 있었을지도 모를 생명이 식재료가 되어주고 많은 사람의 수고를 거친 음식이 나의 몸에 전달된 덕분에 앞으로도 잘 살아갈 수 있다는 감사의 신호입니다.

모든 식사는 인연입니다. 따라서 적당히 다룰 수 없는 귀한 행위입니다. 의식적으로 음식을 먹는 식사라는 행위에 집중하면 과식을 막을 뿐 아니라 많은 혜택을 깨닫는 계기가 되고 그것이 심신의 건강으로 이어집니다.

영양학은 과학이나 심리학만의 이야기가 아닙니다. 과학·전통·역사·문화·자연환경 모든 것을 망라해 어떤 식으로 먹고 어떤 생활방식을 실천해야 심신이 건강해질지를 확인하는 실용 학문입니다. 그것이 제가 영양학을 공부한 이유이고 그중에서도 현재 가장 큰 과제가 되고 있는 채소라는 주제로 책을 쓰게 된 것입니다.

영양학에는 사람 사이에 마음의 거리를 좁히는 힘이 있습니다. 혼자 밥을 먹으면 어쩔 수 없이 텔레비전을 보거나 스마트폰을 보게 됩니다. 식사의 내용과 질도 허술해서 간식을 많이 먹게 됩니다.

그러나 누군가와 같이 먹으면 "이 음식은 이렇게 요리하는 게 맛있습니다" "다음에는 이런 음식을 먹어보자" "이 소스, 또 만들어보자!" 하고 자연스럽게 식사를 의식하는 대화를 나누게 됩니다.

한솥밥을 먹는다는 말처럼 처음 만났어도 회식에서 같이 밥을 먹으면 그 사람과의 거리가 가까워집니다. 같은 음식을 먹고 그것이 피를 타고 몸 안 어딘가에서 같은 재료로 바뀝니다. 즉, 같이 밥을 먹는다는 것은 그 자리의 분위기를 공유할 뿐만 아니라 몸을 만들어내는 성분을 공유하는 자리이기도 하기 때문에 심신의 상태에 공통점이 생깁니다.

이처럼 영양에는 몸과 마음의 거리를 좁히는 힘이 있습니다. '다음에 또 같이 식사하자'라거나 '다음에 또 좋은 곳에 가자'고 말할 수 있는 사이가 됩니다.

사람에 따라서 '고작해야 영양, 기껏해야 성분이 무슨 대수야'라고 가볍게 생각할 수 있지만, 건강뿐 아니라 그 사람의 장래를 빛나게 할 힘이 영양에 감춰져 있습니다.

세상에 굶주림으로 고통받는 사람이 있어선 안 되지만, 그것을 구제하는 것도 영양의 힘입니다.

거듭 말하지만 건강은 전염됩니다. 한 사람 한 사람의 건강이 주위에 전염되고 확산됨으로써 거리가 밝아지고,

지역과 나라 전체가 밝아지고, 세계의 미래가 밝아집니다.

채소를 먹는 것은 그런 힘을 가진 최고의 투자입니다. 책 제목 '1일 1채소: 매일 채식으로 100세까지 건강하게'는 그런 제 생각의 극히 일부에 불과합니다. 이 책을 통해 많은 사람이 건강을 돌아보기를 진심으로 바랍니다.

완벽한 건강 마니아가 되라고는 하지 않습니다. 우선, 자신이 실천할 수 있는 범위에서부터 채소 섭취를 시작해 보세요.

채소를 먹는 사람이 늘수록
농업도 활성화

이 책을 어떻게 읽었을지 독자 여러분의 감상이 궁금합니다.

'도움이 됐다' '재밌었다' '채소를 먹어야겠다는 생각이 들었다'면 그보다 더 큰 기쁨은 없을 것입니다. 저는 많은 사람이 건강한 인생을 살도록 돕기 위해 베이징 올림픽 남자 육상 메달리스트 아사하라 노부하루 씨와 사단법인 일본영양컨시어지협회를 만들었습니다. 컨시어지는 원래 관리인이나 안내인을 뜻하는 말로 최근에는 '고객의 모든 요구에 맞춰 처리해주는 고객 맞춤 가이드'라는 의미로 쓰입니다.

그 밖에도 저는 채소를 섭취해 건강한 사람이 늘어나면 농업도 활성화될 거라는 꿈을 갖고 농가와 함께 주식회사 베지터블테크도 설립해 채소의 힘을 보다 많은 사람에게 전달하는 '새로운 채소 가게'를 목표로 활동하고 있습니다.

책을 통해 저의 채소 사랑을 언급했지만 사실 개인적으로는 아직도 많이 부족합니다.

이 책은 시작에 불과합니다. 이 책을 읽고 '앞으로 건강을 의식하며 생활하자' '주위 사람을 위해 건강해지자'라고 마음 먹은 사람이 분명 있을 것입니다. 그렇다면 무엇보다 반가운 일입니다.

'시작이 반이다'라는 말처럼 그것만으로도 훌륭한 결정이라고 격려하고 싶습니다. 다시 한번 강조합니다. 여러분의 건강하고 즐거운 인생을 위해 채소에 투자할 것을 적극 권장합니다.

참고문헌

- 65쪽 : Heiner Boeing et al., "Critical review: vegetables and fruit in the prevention of chronic diseases(비판적 검토: 만성 질환 예방에 있어서 채소와 과일)", *Eur J Nutr*(유럽영양학회지), 2012; 51(6): 637 - 663.

- 82쪽 : Farhad Gholami et al., "Tomato powder is more effective than lycopene to alleviate exercise-induced lipid peroxidation in well-trained male athletes: randomized, double-blinded cross-over study(잘 훈련된 남성 운동선수에서 운동으로 인한 지질 과산화를 완화하는 데 토마토 분말이 리코펜보다 더 효과적 : 무작위, 이중맹검 교차 연구)", *J Int Soc Sports Nutr*(국제스포츠영양학회지), 2021 Feb 27;18(1), 17.

- 92쪽 : 후생노동성, 『알레르기 질환의 현상 등(アレルギー疾患の現状等)』, 2011.

- 93쪽 : Y. H. Chiu et al., "Eating fruits and vegetables with high pesticide residues linked with poor semen quality(농약 잔류량 많은 과일 및 채소 섭취와 정액의 질 저하의 관련성)", Harvard T.H. Chan School of Public Health(하버드 T.H. 챈 공중보건대학원), 2015.

- 93쪽 : 후생노동성, 『2021년 난임치료를 받기 쉬운 휴가제도 등 환경정비사업(令和 3 年度 不妊治療を受けやすい休暇制度等環境整備事業)』, 2021.

- 189쪽 : Aric A Prather et al., "Behaviorally Assessed Sleep and Susceptibility to the Common Cold(행동을 통해 평가된 수면 및 감기에 대한 취약성)", *Sleep*, 2015 Sep 1:38(9), 1353-1359.

- 190쪽 : 나고야대학 연구팀, 「수면 시간과 사망 위험(睡眠時間と死亡リスク)」 일본인 11만 명 10년간 추적 관찰 조사, 2020.

- 195쪽 : 후생노동성, 『건강을 위한 신체활동량 기준 2013(健康づくりのための身体活動量基準)』, 2013.

- 206쪽 : Kimberly Tippens et al., "Expectancy, Self-Efficacy, and Placebo Effect of a Sham Supplement for Weight Loss in Obese Adults(비만 성인의 체중 감량을 위한 가짜 보충제의 기대, 자기 효능 및 위약 효과)", *J Evid Based Complementary Altern Med*(증거 기반 보완 및 대체 의학), 2014 Jul:19(3), 181-188.

- 46쪽 : 〈파이낸셜 뉴스〉, '국민 대다수 과일·채소 충분히 안 먹는다…25.5%만 권장량만큼 먹어', 2023.01.23. www.fnnews.com/news/202301231708166804
- 91쪽 : 〈영남일보〉, 채형복의 텃밭 인문학 '한국의 식량 안보는 튼튼한가', 2023.03.17. www.yeongnam.com/web/view.php?key=20230312010001461
- 93쪽 : 〈스카이데일리〉, '난임부부 20만 시대…尹, 약속 안 지키나 못 지키나', 2023.03.13. skyedaily.com/news/news_view.html?ID=184919
- 98쪽 : 친환경농산물정보시스템(www.enviagro.go.kr)의 인증농산물정보/인증표시 소개 참고
- 150쪽 : MBC뉴스, '작년 골다공증 환자의 94%가 여성…60대가 가장 많아', 2023.02.09. imnews.imbc.com/news/2023/society/article/6453544_36126.html
- 163쪽 : 〈헬스조선〉, '男女 다른 대사증후군, 여성은 60대부터 위험…남성은?', 2021.01.05. https://health.chosun.com/site/data/html_dir/2021/01/04/2021010402529.html
- 193쪽 : 〈대한민국 정책 브리핑〉, '2021년 한국인의 3대 사망 원인 통계', 통계청, 2022.09.27. https://www.korea.kr/news/policyNewsView.do?newsId=156527816

1일 1채소

1판 1쇄 2024년 1월 1일

지은이 이와사키 마사히로
옮긴이 홍성민

편집 정진숙   디자인 레이첼   마케팅 용상철
인쇄·제작 도담프린팅   종이 월드페이퍼

펴낸이 유경희   펴낸곳 레몬한스푼
출판등록 2021년 4월 23일 제2022-000004호
주소 35353 대전광역시 서구 도안동로 234, 316동 203호
전화 042-542-6567   팩스 042-542-6568   이메일 bababooks1@naver.com
인스타그램 bababooks2020.official
ISBN 979-11-982120-7-8 03510

레몬한스푼은 도서출판 바바의 출판 브랜드입니다.

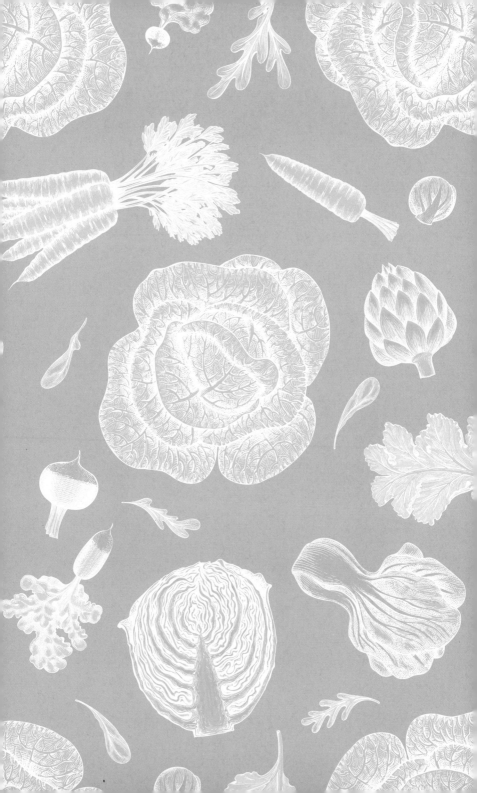

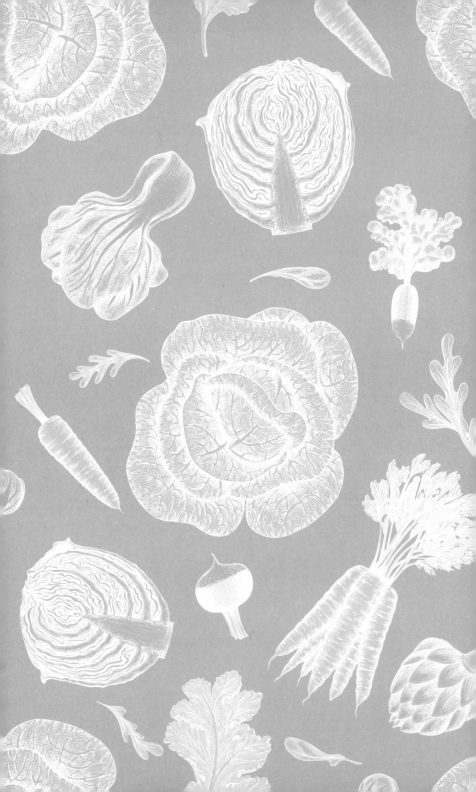

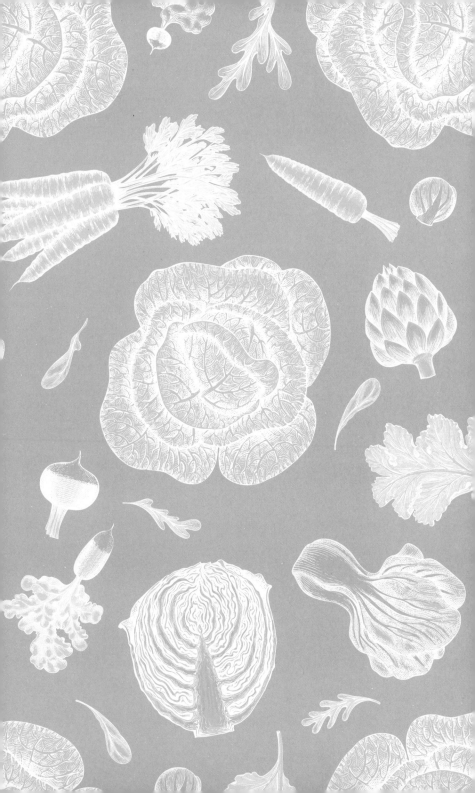

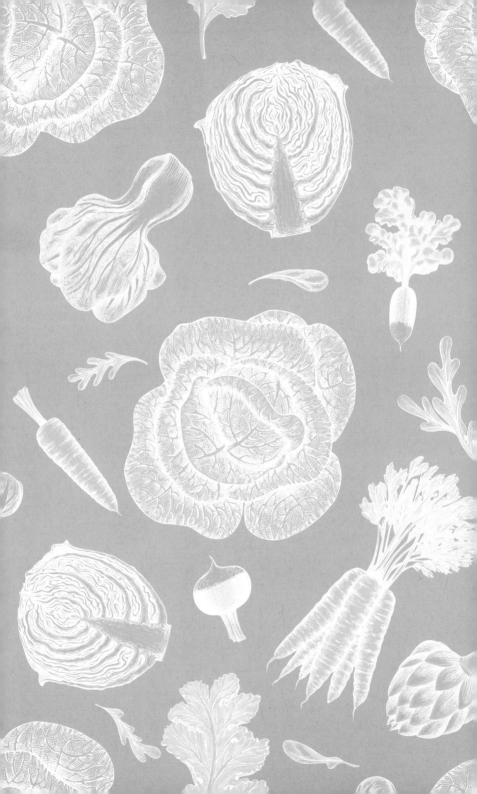